まゆみ先生の体にやさしい整体術

うえだまゆみ

PARCO出版

これは、自分の体を自分で治すための整体の本です。
人は、誰でも、自分の体を自分で治せます。

目次

能力開発法

コラム

本書にある修養法、対処法、体操、能力開発法を実践していただくにあたって

・行っている際、体に違和感や痛みを感じたら、無理をせず、すぐに中止してください。

・効果の感じ方には一人ひとり個人差があります。

・体調をみて、自身の責任において行ってください。

はじめに

今、わたしは「整体指導者」とも呼ばれています。けれども、みなさんが思い浮かべるような「整体」と、わたしが行っている「整体」は、まったく違っているかもしれませんね。たとえば、マッサージのように体をもんだり、人の腕や足を無理に曲げたり、ひねったり、ボキボキと骨の音をさせたりするといったことは、わたしは一切、しません。

では、わたしの行っている「整体」とは、どんなものなのでしょうか。

それを知ってもらうには、まず、みなさんに、わたし個人の話を聞いていただくのがいいかもしれませんね。

わたしの体は病気のデパートだった

小さい頃からのわたしの夢――それは魔女になることでした。

その頃、「奥さまは魔女」というアメリカのテレビドラマが日本でも放映されていました。その主人公の魔女であるかわいい奥さまサマンサのような、たのしい魔女になりたかったのです。

こんなことを話すと、みなさんは、わたしのことを、ごく普通の、少しばかり、おてんばな子だったんだろうなと思うかもしれませんね。けれども、わたしが他の女の子とちょっと違っているところがあったとすれば——そして、それこそが魔女になりたいと思った本当の理由なのですけど——わたしは心の底から「人の病気を治したい」と思っていたことでした。

そう思うのも無理からぬこと。わたしは小学生の頃に大好きだった父を亡くし、わたしをひとりで育ててくれた母も病気がちでした。そして、何よりもわたし自身が、生まれて以来、いつも具合が悪かったのです。二度も胸膜炎《きょうまくえん》になり、肺炎になった時には喀血《かっけつ》したこともありました。そして、ひと月に13キロも体重が減ってしまうほどの緑内障《りょくないしょう》の痛みと、それを治すために飲んだ薬の副作用……。わたしの体は、ちょっとした病気のデパートで、正直なところ、ずいぶんつらい思いをしました。

大人になって、小さい頃に思い描いていた魔女にはもちろんなれませんでしたが、人の病気を治したいという願いは、ますますつのっていくばかり。そこでわたしは、指圧学校に通い始め、国家試験にも合格しました。

ちょうどその頃、わたしは慢性的なひどい胃けいれんと頭痛に悩んでいました。特に頭痛のほうは、1週間も薬を飲み続けていないとおさまらないという、ひどいものでした。わたしは、どうにか薬など使わずに治したいものだと、まわりによく話をしていたのです。

そんな時です。友だちがわたしのところへやってきて、「薬を使ったり、手術をしないで治してくれる先生がいるわよ」と教えてくれました。

友だちと一緒に行ってみると、そこには「整体協会落合地区指導室」という看板がかかっていました。そして、中に入ってみると、和服姿でひょろりとした男の人がいらっしゃいました。ひどい九州訛《なま》りでお話しになるのですが、とても、しゃんとなさっている。初めて会った人なのに、わたしは、なぜか、その方に懐かしい感じを覚えました。長いあいだ、探していた人にめぐり会えたような「気」を感じたのです。その方が、のちにわたしの師匠になる上田唐山《とうざん》先生でした。

整体との出会い

先生はわたしを一目、ご覧になると、「あなた、頭が痛いんでしょ？　目はどうしたの？」と聞いてこられました。わたしは何も言っていないのに、先生にはどうやらわたしの体のどこが悪いのかおわかりになるようなのです。わたしが不思議がっていると、唐山先生は、「自分では気づいていないかもしれないけど、人というのは痛いところがあると、それが体にあらわれるんだよ」とおっしゃるのです。

あとになって学んだことですが、人間の体というのは、頭のてっぺんから足の指先まで、どこにも区切れも途切れもなく、すべてつながっています。ですから、どこかが不調になると、必ず違う場所にその兆候があらわれます。

たとえば、時おり、右の肩がちょっと上がっている人を見かけます。そういった方は肩がこっていると訴えてくるのですが、右肩が上がるというのは食べ過ぎから起きるもので、実は肩こりの70パーセントは、食べ過ぎが原因なのです。

内臓だけではありません。目とか耳といった感覚器官も同じで、たとえば、耳が遠い人の場合、右耳であれば右側のあごが、左耳であれば左側のあごが、ちょっと削げていたりします。

特に、脊椎《せきつい》――いわゆる背骨を形づくる頸椎《けいつい》、胸椎《きょうつい》、腰椎《ようつい》、仙骨《せんこつ》、尾骨《びこつ》は、胃とか肝臓とかいった内臓はもちろん、内臓につながっている自律神経や感覚器官など、体のすべての部分につながっていますので、体の内側に不調なところが出たりすると、きれいにならんでいるはずの背骨が、ちょっとずれたりします。その逆に、背骨のほうがずれたりすると、そのずれで内臓の調子が悪くなります。

体というものは、自分の悪いところ、うまく働いていないところをそうやって、表に出しているのです。

わたしの悪いところを見抜かれた唐山先生は、わたしにあおむけに寝るようにおっしゃると、「あなたの目の痛みの原因はここだよ」とわたしの両足の親指の一点をギュッとおさえられました。そのとたん、本当に飛び上がるくらいの激痛が体中を走りました。思わず「痛い」というと、先生は「わたしはぜんぜん痛くないけどね」とニコニコしていらっしゃいます。

本当に不思議なことをおっしゃる方だなあ、と思いながら、その日は家に帰ったのですが、ふと気がつくと、頭痛がピタリと消えています。1週間も薬を飲み続けても消えなかったあのひどい痛みが、まったくしないのです。わたしは本当にびっくりしました。

わたしは、その日のうちに、唐山先生の下で整体指導者として学ぼうと心に決めました。

自分で自分を治す

わたしは落合の指導室に通い始めました。唐山先生は、わたしのことを「まみちゃん」と呼んで、とてもかわいがってくださいました。そして、ある日、わたしにこうおっしゃってくださったのです。

「まみちゃんは、たくさん病気を抱えているだろ。だから、まず自分の体から治しなさい。そのためには、自分より重い症状の人を探すんだ。そして、その人の体を見てあげるんだ。その人が健康になるように指導すれば、まみちゃんの体もよくなっていくはずだよ」

わたしは素直に唐山先生のおっしゃることに従いました。そして、重い症状の人を見つけては、唐山先生のところに連れていきました。

唐山先生は、わたしの目の前で、いろいろな人を治していかれました。それは、まるで、わたしが小さい頃から憧れている魔法のようでした。唐山先生の手にかかると、膨れ上がった甲状腺《こうじょうせん》から嘘のように腫れがひいていき、バセドー氏病の症状で飛びだしそうになっている目が、みるみるうちに引っ込んでいくのです。

こうしてわたしは、「この症状はこうやって治すんだ」「この痛みはこうやって止めるんだ」と唐山先生から実地教育を受けることになりました。そして、扁桃腺《へんとうせん》の腫れ、乾性・

湿性の胸膜炎、肺炎と肺に穴が開くことで起きてしまう喀血、緑内障・白内障《はくないしょう》とそれに伴う強烈な頭痛、胃けいれん、アトピー性皮膚炎、ハウスダストをアレルゲンとする鼻炎、身動きすることもできないほどの三叉《さんさ》神経痛など、わたしが抱えていたいくつものつらい症状は、ひとつひとつ消えていきました。わたしは自分の体を使って、先生の「魔法」を学んだのです。

「愉」の心

唐山先生の落合の道場には、野口晴哉《はるちか》先生の写真が飾ってありました。そして、「野口先生はな、俺の師匠だ。すごい先生だぞ。どんな人が来てもたちどころに治してしまうんだ」と、よく野口先生のことを自慢していらっしゃいました。

野口先生は、病気そのものではなく、誰もが根本的に持っている体の力を引き出すことで病気を治すという「野口整体」を生み出した方で、日本を代表する整体指導者です。その野口先生から学んだことを、唐山先生はとても大切にされ、守っていらっしゃいました。

なかでも、野口先生が認《したた》められた「愉」という一字書《いちじがき》が、唐山先生は大好きで、「人間の生活の根本は『愉』の心だ」と、よく口にしていらしたものです。

「愉」という文字は、「愉快」といった言葉につかわれているのは、みなさん、ご存じですよね。「愉」というのは、「たのしい」「たのしむ」という意味ですが、そもそもは「心がはればれとしている」様子を表す言葉です。唐山先生は、「まず、大切なのは病気になることを恐れ、病気におびえて生きることを止めること。そして、自分の体に《気》を入れて生きれば、外からやってくる病気でさえ、自分の健康を呼び起こすカギになるんだ」と、よくわたしに話してくださいました。

病気を恐れずに、いきいきと、はればれと生きること——それは野口先生が唐山先生にお伝えになり、そして今、わたしが受け継いでいる一番の教えなのかもしれません。

現代には、いろいろとむずかしい病名があちこちで登場しています。けれども、わたしはけっして病名で体を診ることはしません。本当に大切なのは、その人自身が持っている「生きる力」を、自然な形にもどして、その人が愉快に快適に生活できるようにすることなのです。

けれども、そのためには、まず、その人自身に、自分の病気は自分で治すという自覚を持ってもらわないといけません。唐山先生は、常々、病気を治すのは先生ご自身ではなく、その病気になっている本人なのだとおっしゃっていました。「何かを頼り、助けられることを願っているうちは、自立した心身は得られない」というのが唐山先生の教えなのです。

そして、わたしは唐山先生から教えていただいた、次の3つのことを、みなさんにも理解していただければと思っています。


人の中には、自分で自分を治す力があるということ

自分の家で、自分の中にある力をつかってできる健康法と生活法

いつも愉快に暮らせる方法

この3つのことを知り、実際に行えば、人は誰でも、いきいきと生きられるというのが、野口先生と唐山先生が、何万人もの人の体を見てきた中で、身をもって掴《つか》み、いろいろな人に伝えようとしたことなのです。

これからわたしは、この3つのことを、みなさんにお話ししようと思います。

この本と出会うことで、みなさんが、これから、のびのびと「愉」の心を持って生きていただければ、これ以上に幸せなことはありません。

自分で治すという自覚を持つために

自分の体を信じよう

自分の体は自分のもの

わたしたちは、体に不調があると、つい、他人やお薬といったものに頼ってしまいますよね。腰が痛くなれば、お医者さまに行って痛み止めをもらったり、健康診断で血圧やコレステロールが高いとわかると、つい薬を飲んでしまったりします。

けれども、人の体というものは、それぞれ違うもの。もちろん、たいていの人には目や鼻とか手足があって、みな、同じ数の骨を持っていますが、よく見ると体つきがぜんぜん違っていますよね。首が短い人もいれば、長い人もいるし、ハンガーみたいな肩をしている人もいれば、なで肩の人もいる。そうすると、同じ腰痛《ようつう》であっても、人によって治し方も違ってくるはずです。

血圧にしても同じです。生まれながら太っている人もいれば、痩せている人もいる。太っている人は、痩せている人よりも血圧が高いのが普通です。太っている人は体が大きいわけですから、心臓はたくさんの血液を大きな圧力で送らなければいけませんよね。だから血圧が普通の人より高いのは、当然なのです。それなのに、血圧が高いというだけで、太った人も、痩せた人も、同じように「高血圧ですね」と言われてしまう。それで、同じ薬を飲んだりするというのは、ちょっと乱暴なやり方です。

でも、なぜ、そんなことになってしまうのでしょうか。

それは、その人のことを見ないで、その人の病気だけを見ているからです。

たとえ同じ病気であっても、人が違えば治し方も違ってくるもの。ですから、まずは、その病気の持ち主のことを、ちゃんと見きわめないといけません。

では、自分の体を一番、しっかりと見ているのは誰でしょう。

誰が一番、あなたのことをわかっているのでしょうか。

それは、あなた自身です。

自分の体は自分のもの。息を吸うのも自分ですし、息を吐くのも自分。食べるのも自分ですし、お手洗いに行くのも自分。自分の体は、他の誰のものでもありません。

自分の体を一番上手に治せるのは、自分自身なのです。

薬は自分の体でつくれる

今、糖尿病《とうにょう》や高血圧といった生活習慣病のことが、あちこちで言われていますね。そのせいでしょうか、血糖値《けっとうち》が高いとか言われると、すぐに過敏になってしまう人が多い。「ちょっと、血圧が高めですねえ」とか言われると、すぐに怯《おび》えてしまい、食べるものを気にしたり、薬を飲んでしまうのです。

けれども、それも無理からぬこと。医学の知識がある人は、そうたくさんいるわけではないですし、医学のことなど、何も知らないのに、「ちょっと、気をつけたほうがいいですね」なんて言われると、誰もが怯えてしまい、つい、何かに頼りたくなるものですよね。

でも、ちょっと考えてみてください。

そもそも人間の体の中には、自分で自分自身を調整する力がそなわっているのではないでしょうか。

目の中にゴミが入ると、涙が自然と出ます。それは、目をきれいにしようと体が涙を出しているわけです。そうやって、体は、いつも自分を心地よい状態に調整しようとしています。出血にしてもそうですよね。ちょっとくらいのすり傷であれば、自然と血が固まって、もう、それ以上、体の外に血が出ることはありません。それは、もともと血の中に固まる成分があるからですが、それをつくっているのは、わたしたちの体です。

糖尿病についても同じでしょう。糖尿病になると、薬を飲まないといけないとよく言われますが、人間の体の中では、血糖値を下げる薬（インシュリン）をつくる力がそもそもそなわっています。血糖値を上げる薬（アドレナリンなど）にしても同じこと。そうやって人間は、自分の血糖値を調節しているのです。

血圧にしても、コレステロールにしても同じことで、人間は、自分の体の中でいろいろな物質をつくることで調節しています。ですから、血糖値を下げる薬を飲んでいる人は、自分の体でつくることができるものを、わざわざ飲んでいることになります。

けれども、人間の体というものは怖いもので、いったん薬を飲み始めると、すぐにそういった環境に慣れてしまいます。もし、インシュリンが外から入ってくると、体のほうは「もう自分でつくらなくていいや」とサボってしまう。そうしているうちに、本当につくれなくなってしまうのです。もちろん中には、もう完全に自分でつくれなくなっている人もいますし、そういった人はお医者さまに相談なさるのがいいかもしれません。けれども、もし、そうでなければ、薬は飲まないほうがいいですね。

サプリメントといったものも同じことです。たとえば、鉄分にしても、人間の体には、もともと食べたものの中から自分で鉄分を見つけて吸収する力がそなわっています。それなのに、もし、外から無理矢理、鉄分を入れたら、体は「ああ、もう自分で見つけなくてもいいや」とやらなくなってしまいます。

ですから、まず、やるべきことは、無理矢理、薬やサプリメントを外から入れることではなくて、もともと自分の体にそなわっている薬をつくる力や、必要な栄養を吸収する力を回復してあげることなのです。

病気になる体は、よい体

そもそも、人の体には、ものすごい適応力がそなわっています。暑ければ、自然と汗をかいて体温を下げようとしますし、栄養が足りなくなったら、おなかがすいて、ごはんを食べようとしますよね。血圧が高ければ、自分の体の中で薬をつくって下げようとするのも、それと同じことです。

ですから、病気になると、それを治そうと体は自然に動き始めます。

けれども、ちょっと考えてみましょう。そもそも「病気」とは、いったい何なのでしょう？

ばい菌が体に入ると、人は熱を出し、病気だと言ってあたふたしてしまいますよね。けれども、なぜ、熱が出ているのかといえば、ばい菌を退治しようと体が活発に動いているからです。

おなかの痛みにしても同じこと。何か悪いものを食べたりすると、体はそれを追いだそうとする。そうすると、吐いたり下痢をしたりします。

つまり、病気というのは、体が自分自身を整えようとしている状態のことなのです。そして、その状態が終わると、それまで以上に体の調子がよくなる――本来、病気というのは、そういうものなのです。

けれども、中には、ばい菌が体に入っても、退治しようと体が動かない人がいる。そういう人というのは、体が鈍ってしまっていて、何か体に異変が起きても反応しないのです。

ですので、日頃は病気をしないで健康そうに見える人でも、一度、大きい病気にかかってしまうと、そのまま、パタンといってしまうことがよくある。こういう人のほうが、むしろ、病気をする人よりも不健康なのです。

病気になるというのは、体が正常に反応しているということ。病気になる体は、よい体なのです。ですので、病気を恐れてはいけません。

よい体には「弾力」がある

今、医療機器や測定技術が発達し、人間は、健康を数字で管理するようになりました。機械で測った数値が決まった範囲内にあれば健康で、そうでなければ病気だというわけです。そして、「病気だ」となると、お薬を飲んだり、サプリメントを飲んだりする。健康とは今、技術とお金でつくるものになってしまったようです。

けれども、そうやって得られた体というのは、本当に健康な体なのでしょうか。

ところで、人は、よく子供に向かって、「あの子はいい子だ」と言ったりしますよね。親の言うことをよく聞く子だとか、悪いことをしない子を見たりすると、「いい子だね」とほめたりします。

けれども、親の言うことを「はい。はい」と聞いているだけでは、その子は、いい子ではないのです。そうではなく、いいことと悪いことの区別ができて、「これは悪いことだから、やらない」というのが本当の「いい子」。だから、悪いことをやっても、それで、自分のしたことが悪いことだとわかって、二度とやらなければ、その子は「いい子」なのです。

体も同じです。健康な体とは、病気のない体、病気をしない体のことではありません。病気になっても治る力がある体。一度、病気にかかっても、それをきっかけに、さらに健康になる体。悪いことを受けては跳ね返し、受けては跳ね返しとくり返すことができる「弾力」のある体。それが本当の健康な体なのです。

「弾力」があるということは、何か衝撃を受けても、それを跳ね返すことができるということです。弾力のある骨は、ちょっと物にぶつかったくらいでは折れませんし、弾力のある血管は、ちょっと血圧が上がっても破れません。弾力があれば、けがをしても大けがはしませんし、病気になっても治りが早い。

病気をしない体が健康だと思うのは、大間違い。大切なのは「弾力」のある体をつくることです。

体の持つ力

みなさん、何か病気にかかったり、体調が悪くなったりすると、自分の体は弱いんだとか、その体を自分にくれた両親のせいにしたりしていませんか？

けれども、間違ってはいけません。人間の体は、そんなに弱いものではありませんし、自分の体をつくったのは、両親ではなく、自分自身の力なのです。

赤ちゃんが生まれてくると、わたしたちは、その赤ちゃんの体をつくったのは、お母さんの体なのだと考えてしまいますよね。けれども、これが誤解の始まり！　おなかの赤ちゃんは、たしかに最初は、お母さんのおなかにある一粒の種です。けれども、そのあと、お母さんは、赤ちゃんの指をつくろうとか、足をつくろうとか思って、それに適した栄養を考えて、ものを食べているわけではありませんよね。お母さんはといえば、食べたい時に食べて、眠い時に寝ているだけ。指をつくっているのも、足をつくっているのも、お母さんではなく赤ちゃん自身なのです。

赤ちゃんは、お母さんが食べたものから、自分の体をつくるために必要な栄養を自分で選びとって、それを必要な時期に自分で吸収しています。そうやって、背骨や頭、目、耳、鼻、手、足とつくっていって、「よし、これで、外の世界に出られるな」と思ったら、ポンと生まれる。一説によると、人間の体には60兆個の細胞があるといいますが、赤ちゃんは、それをすべて自力でつくりだすのです。

自分の体は、みな、自分自身がつくったもの。ですから、人間というのは自分ではわからなくても、無意識のうちに自分の体がどうやってできていったのか知っているわけです。
そして、その体には60兆個もの細胞をつくれる力が、最初からそなわっているのです。

自分の体のことを一番知っているのは自分自身。そして、体が持っている力を知っているのも自分自身です。

自分の体を信じてください。

心と体はつながっている

病は気から

「病は気から」ということわざはご存じですよね。けれども、これは単なることわざなんかではありません。このことわざには、真実が宿っている――わたしはそんなふうに思っています。

人は、気の持ちようによって病気にもなれば、健康にもなります。実際、わたしが見てきた人の中には、かなりの数、思いこみで病気になっている人がいました。おもしろいことには、その反対の人もいて、本当は病気なのに、思いこみで病気を治してしまった人もいるのです。

なぜ、そんなことが起こるのかというと、人間の心と体は、緊密に結びついているからです。梅干を思い浮かべると、口の中がすっぱくなりますよね。職場や学校で何かイヤなことがあったりするとおなかが痛くなったり、その反対に、イヤなことがなくなってしまうと痛みがきれいさっぱり消えてしまったりするといったこともあります。つまり、心や頭で思ったことは、体に反応としてあらわれるのです。

だから、ふと頭に「わたしは病気かもしれない」と不安がよぎると、その不安が心の中に巣くってしまい、それが自己暗示となって体が悪くなっていくことがあります。これは実際にわたしがいくつか見た例のひとつなのですが、ちょっと重い病気にかかり、「3カ月たつと、悪い症状が併発するかもしれない」と人から言われると、本当に、その症状がぴったり3カ月後に出てくる人がいるのです。「3カ月」と言われると、無意識のうちに自分でその気になって、それが体に伝わり、体のほうが3カ月でその症状があらわれるようセッティングしてしまうのです。

その反対に、難病を克服した人というのは、空想上手の人が多い。そういった人は、心のどこかで、「病気は治る」というよいイメージを思い浮かべていて、それが知らないうちに、体をよい方向へと変えていくのです。

人は病気になると、つい、その病気とか症状だけを見て、そこだけを治そうとします。けれども、体と心はつながっているもの。心に悪いイメージがあるかぎり、体はよくなりません。体が自力で病気を跳ね返せるようにするには、心の状態も整えておかないといけません。

病気になっても「病人」にはなるな

人というのは「あなたは＊＊病だ」と病名をつけられてしまうと、なぜか、みんな、病人になってしまいます。ついさっきまで、元気にはしゃいでいた人でも、何か病名を宣告されると、とたんに弱々しくなってしまう。わたしが知っている人でも、足を怪我して、「ちょっと痛いな」なんて言いながら普通に歩いていたのに、「骨折している」と言われたとたん、急に痛がり、歩けなくなった人がいます。つまり「病は気から」という状態になってしまったのです。

病気になることは怖いことではありません。病気になるのは、体がちゃんと反応している証拠。けれども、ひとつ、本当に怖いことがあります。

それは、病気になることではなく、「病人」になってしまうことです。

医学の知識をほとんど持っていないわたしたちは、わからないことや、耳慣れない言葉を聞くと、ついつい信じてしまいます。そして「あなたは高血圧だ」と言われると、怖くなってしまい、しょっちゅう血圧を気にして測るようになる。こうなると、もう、その人は半分「病人」です。中には、血圧計が手放せなくなって、たまたま、いつもより低い数字になったりすると、逆に心配になって、測り直したりする人がいる。こうなったら、もう完全な「病人」です。

今、どんどん病名が増えていますが、病名が増えるごとに、「病人」も増えている。現代は、病名が「病人」をつくっている時代のようです。

けれども、病気になっても、「病人」になってはいけません。

たとえ、あなたが「慢性の病気です」とお医者さまから言われても、「もう治らないんだ」などと思ってはいけません。「だったら、ちょっと、うまくつきあうか」くらいの気持ちでいれば、「病人」になることはありません。心や頭をやわらかくしてください。そうすれば、体は自然と病気を治す方向に向かっていきます。

一番やっかいな病人とは

わたしは、これまで「病人」になってしまった人をたくさん見てきましたが、なかでも一番やっかいなのは、自分の病気のことを話題にしたがる人です。特に慢性的な病気を持っている人に多いのですが、どれだけ自分がこの病気で苦しんでいるのか話したり、

「ここが痛い」「あそこも痛い」とか、まわりに言いふらすのです。

それを聞くと、わたしたちは「気の毒に」と思うのですが、そうなると、その人はなぜか喜んでしまう。というのも、そういう人は、「わたしは、こんなにすごい病気にかかっているんだ」とまわりに自慢したいのです。なかには、無意識にそうしてしまう人もいるのです。

人というのは、何か、普通の人が持っていないものを自分が持っていると、それを自慢したくなるものですよね。それと同じように、人がなかなか、かからないような重い病気になると、それを自慢したくなる。中には、それが度を超してしまい、自分が不治の病に見舞われた映画の主人公のような気分になってしまう人もいるのです。

そうなると、もうこの人は、自分の病気を治そうとは考えず、心の奥で、「絶対にこの病気を手放してたまるか」とまで考えてしまいます。

では、こういう人には、どうしたらいいのでしょうか?

いくつか方法はあると思いますが、たとえば、その人に、何気なく、もっと重い病気の話をしたりするといいかもしれませんね。「いやあ、あなたは実に運がいい。これに似た病気で、＊＊＊病というのがあるけれど、それにかかっていたら、もっと症状は重かったし、もしかしたら、今頃、亡くなっていたかもしれない」と言うのです。

そうしたら、その人は、もう、自分の病気のことを言いふらしたりはしなくなる。自分の病気がたいしたものではないと思い始めるからです。

そうなれば、その人はもう病人ではない。今まで出ていた症状がみるみる治っていきます。

心にも弾力を持とう

病気自慢をする人が、自分の病気にこだわってしまうように、わたしたちも、つい、体の不調といったものに、知らず知らずのうちにとらわれてしまうことがあります。ちょっと眠れなかったり、飲み過ぎたりすると、実際はそれほど体調が悪いわけではないのに、ついつい体のことが気になって、そのうち本当に気分が悪くなったりする。自分の不調に必要以上にこだわるのは、「病は気から」の始まりです。

心がかたよっていたり、こわばっていたりすると、その心は「こだわり」を持ちやすくなります。そんな時は、どうすればいいのでしょうか。

朝起きて、雨が降っていたりすると、何かイヤな気分になってしまうものですよね。そんな時、もし、心がこわばっていると、ずっと雨のことばかり考えてしまって、考えれば考えるほど腹がたっていく。けれども、いくらイヤな気分になろうが、腹がたとうが、雨はやみません。そこで、「雨の日もあれば晴れの日もある。雨の日があるから、晴れの日がうれしいのだ」と考えてみたらどうでしょう。そうすると、心に弾力が生まれてきます。

病気や体調が悪くなった時も同じこと。イヤなことがあるから、うれしいことも起きるんだと思ってみましょう。腹をたてたり、変なこだわりを持たないように、心をこわばらせないようにしましょう。

健康というのは、体にも、心にも、弾力があるということなのです。

世にも不思議な体の物語　その1

小学3年生の一大決心
野菜ぎらいの一郎くん

心と体は別々のものではなく、つながっています。そんなことがわかるお話をひとつしましょう。わたしがまだ、うら若きおねえさんだった頃のことです。

この話の主人公は一郎くん。元気いっぱいの小学3年生ですが、彼には苦手なものがありました。

野菜が大きらいなのです。

どうにか、一郎くんに野菜を食べさせたいママとおばあちゃんは、いつも、「野菜を食べなさい」と叱るのですが、叱られれば叱られるほど、食べたくなくなるのが子供ごころというもの。あいかわらず、一郎くんは野菜を食べようとはしませんでした。

そんなある日、ママとおばあちゃんと一緒に、一郎くんがわたしのところにやってきました。一郎くんにとって、わたしは、ママとおばあちゃんの体を治す、不思議な魔法つかいのおねえさんでした。

わたしは、一郎くんと二人きりで話してみることにしました。

「キミのママとおばあちゃんは、いつも目が三角だね。一郎くんが野菜を食べないから怒っているのかな?」

「うん、そうなんだ。あのおっかない顔で、いつも野菜を食べろって言うんだ」

「じゃあ、おねえさんが、一郎くんの体を、野菜が食べられないようにしてあげようか?」

伏し目がちだった一郎くんの目がパッとわたしを見ました。

「そうなれば、もう、怒られなくてすむでしょ」

一郎くんは、目をきらきら輝かせて、「なるほど」とうなずいています。

「じゃあ、今から野菜が食べられない体にするからね」

そう言って、わたしが一郎くんのおなかに手をあてると、

「やっぱり、だめだよ」と一郎くんはうつむきました。

「なぜ、だめなの?」

「だって、もしかしたら、大きくなってから食べるかもしれないから」

こんなやりとりをしてから3週間後、またわたしは一郎くんと会ってみました。

「一郎くん、今日の給食は何だった?」

「酢豚だよ。とてもおいしくて、おかわりしちゃったんだ」

「おねえさん、酢豚って食べたことないんだけど、どんな食べものなの?」

「あのね、お肉とピーマン。それにニンジンや玉ねぎも入っているんだ」

子供はもちろんのこと、大人だって、頭ごなしに「体にいいから食べなさい」なんて言われると、イヤな気分になって、心がバリアーをはってしまうもの。そうしたら当然、体だって受けつけなくなります。

でも、そんな心のバリアーをといてあげれば、体も素直になって、受け入れるようになるのです。ですので、わたしは、一郎くんに話したあと、ママとおばあちゃんに「野菜を食べなさい」とは言わないように、お願いしておきました。

なぜ、自分が野菜を食べられるようになったのか、今、40歳になった一郎くんは、気がついているでしょうか。

基本的な修養法

外の「力」に頼らないための3つの心構え

あなたには、何か大切なものがありますか？　やっとの思いで手に入れたものや大事な人からもらったもの——誰にでも、そういうものがありますよね。そして、みなさん、そういったものは、ていねいにあつかっていると思います。そういったものは他に代わりになるものがありませんし……。

けれども、もう一度、よく考えてみましょう。

人にとって、一番、大事なものとは何でしょうか？

わたしは生命《いのち》ではないかと思います。そして生命の動きが、形として見えるのが体で、体が自然な働きをしている状態のことを「健康」と言います。

ですので、体はとても大事なもの。わたしは師匠の唐山《とうざん》先生から、人の体はけっして乱暴にしたり、雑にあつかってはならないものだと厳しく教えられました。

ですので、みなさんも、次のことをよく心得ておいてくださいね。

1 **むやみに体をゴリゴリ・ギュウギュウと押したり曲げたり、ボキボキと骨の音をさせるような強い力で無理な動きをさせない。**

2 **強い薬や必要以上の量の薬、サプリメントといった、体の外にあるものには、なるべく頼らない。**

3 **日頃から、たのしいことを思い浮かべるように心がける。**

体の外にある力——曲げたり押したりといった「力」や、薬の「力」を使うと、体が本来持っている感覚が鈍ったり、自然な機能が乱れてしまいます。

人は誰でも、寝不足であれば眠りますし、眠りが足りれば目を覚まします。おなかがすけばごはんを食べるし、おなかがいっぱいになれば食べるのをやめます。体が望めば、体は自然に動く——そうすることで人は愉快に快適に生活しているのです。

それなのに、人は、たびたび外の力を使って体を無理に動かそうとします。それで胃が働かなくても消化したり、腸の動きとは違う力でお通じがあったりする。けれども、そんなことを続けていると、自分で意識はしなくても体はどこかギクシャクしてこわばってきます。それで、なんとなくすっきりしなくなってきて、心も気分も愉快でなくなってくる。

こういったことは、健康とは逆の方向に向かっていることで、無意味であるどころか、かえって危険なのだということを、知っておいてくださいね。

一方、心のほうがぐらつくと、体にも影響をおよぼします。イライラがつのると、体の動きが鈍るのです。

心が軽い時は体が軽く感じたり、気が重ければ体も重く感じることは、みなさん、経験がありますよね。心がワクワクとたのしい時に、体はピチピチ、いきいきとするのです。

ですので、体のリズムを変えたい時は、心の持ち方を変えることから始めましょう。

心の持ち方を変える方法

心がはずむ時、体もはずみます。心の持ち方がよければ、体もよくなります。けれども、毎日がそんなわけにはいきませんよね。

いいことばかり起きてくれれば、心もいきいきとするのかもしれませんが、そんな都合のいいことなんかありませんし、自分が思うように物事が運ばなかったり、心ない人の言葉を聞いてしまったりということも少なくありませんよね。

けれども、そのたびに落ち込んでしまったり、ふさぎこんだりするというのは、実にもったいないこと。1日のうちに、必ず何回かは自分にとってプラスになる出来事がやってきます。もし、落ち込んだままでいたりすると、そういった機会まで見逃してしまいます。

そうならないために、まずは次の方法を試してみてください。

1 「ああ、ゆかい」「たのしい」「うれしい」といった、心がうきうきする時に感じる言葉をひとつ選びます。

2 朝起きたら、まず、この一言を言ってみます。

3 ほんのささいなことでも、ちょっとしたことでもいいので、ふと心がはずんだと感じたら、その一言を必ず言ってみます。

特におすすめな言葉は、最後が「うれしい」「ゆかい」のようにイ段の音で終わる言葉。最後の音の「い」でくちびるの両わきが上がると、表情も明るくいきいきしたものになり、それにつれて内臓の働きも活発になってくるのです。さらには、表情がいきいきとしてくることで人間関係も円滑になります。

心が変われば体も変わり、体が変われば心も変わる。小さな喜びでも、言葉にしてふくらませることで、体も活発になります。だまされたと思って、試してみてください。1日がたのしく変わりますよ。

特に女性の方は、毎朝毎晩、お化粧や歯みがきで鏡に向かう時、鏡の中の自分に笑顔を見せてあげてくださいね。続けていくと、きっと何かが起ります（何が起こるかは、ご自分で確かめてみてくださいね）。

実は、わたしは、これが最高の美容法だと確信しています。

「愉快」になる方法

わたしは生活していくうえで一番大切なのは「愉快に生きる」ことだと思っています。たとえ、いやな出来事が起こったとしても、心と体の中心にいつも「愉快」のカケラがあれば、いきいき、はつらつと生活することができるのです。

「いやなことが起きている時、愉快な気持ちになんか、なれるはず、ないだろう」とおっしゃる方もいるかもしれませんね。でも、そうではないのです。心と体の中心に「愉快」がないから、いやな気持ちや体の不調にとらわれて、ぬけだすことができなくなってしまう。そういう人は、実は少なくないのです。

「愉快」とは、何も大声で笑ったり、意味もなくはしゃぐことではありません。たとえば、食事をして「おいしい」と感じ、朝、目ざめてさわやかな気持ちになったり、人に会ってなんとなくたのしい気持ちになったりする。ささいなことかもしれませんが、そんな時、人は少しばかり、心や体が春風に吹かれているような感じになりますよね。それが「愉快」なのです。

わたしの師匠であった唐山先生は、野口晴哉《はるちか》先生が認《したた》められた「愉」という一字書《いちじがき》が大好きでした。「人間の生活の根本は『愉』の心だ」というのは、唐山先生からわたしが教えていただいた本当に大切なことのうちのひとつです。

では、どうしたら心も体も「愉快」になれるのでしょう。

実は「愉快」という気持ちは、「胃」に深く関わっています。よく「胃が痛くて気分がすぐれない」などと言いますが、胃を調節すると気分は晴れてきます。一番わかりやすいのは、赤ちゃん。母乳やミルクを飲んだあとの赤ちゃんにゲップを出させると、とたんに笑いだします。

では、「愉快」に毎日を過ごすための胃の調節法をお教えしましょうね。

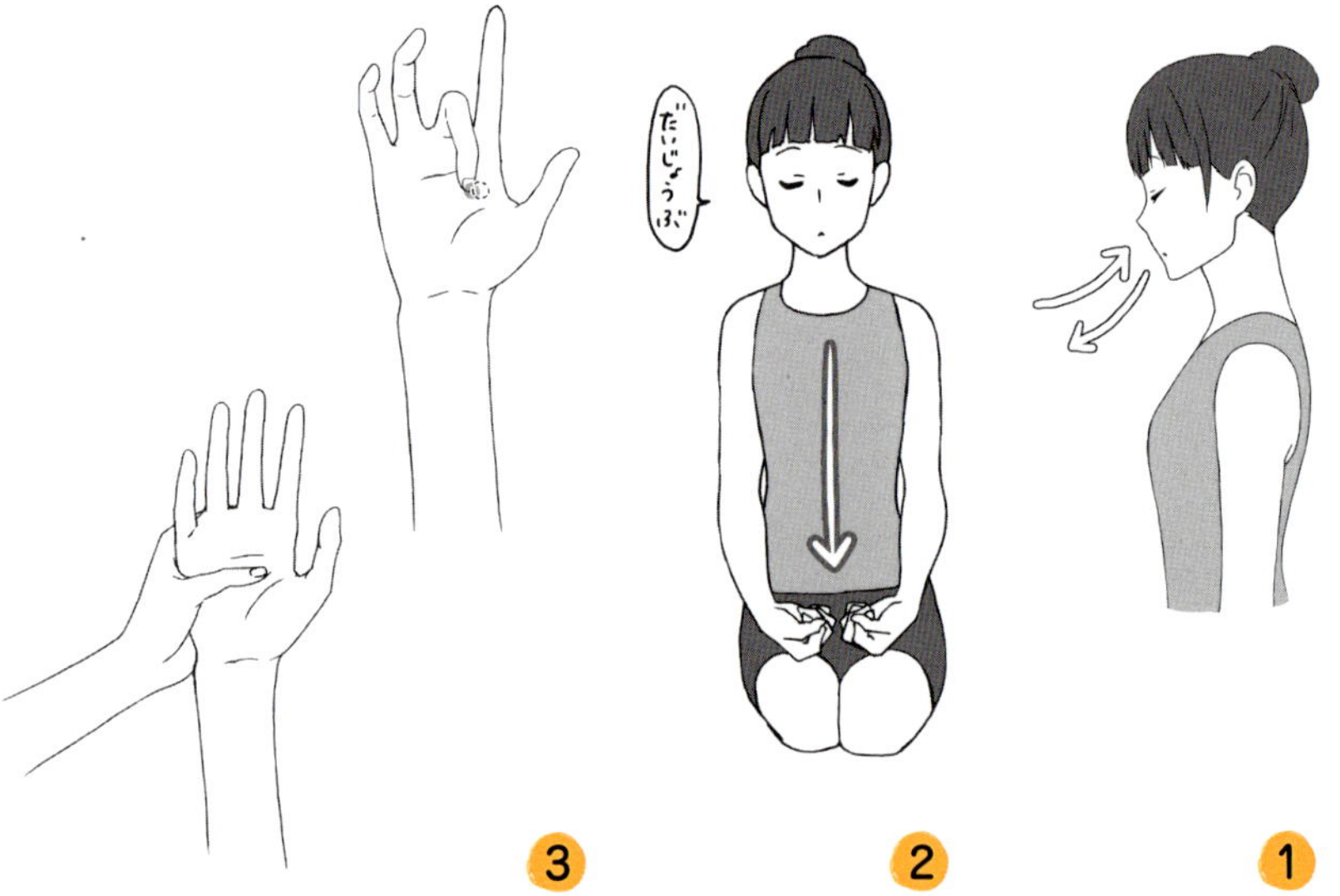

1
ゆっくりと息を吸って、少し止めてから、ゆっくりと息を吐きます。これを5〜6回、くり返してください。すると、気持ちが静かに落ち着いてきます。

2
少し気持ちが落ち着いたところで、また大きく息を吸って、おなかに「ウム」と息を入れたまま、小さな声で「だいじょうぶ」とつぶやいてから、ゆっくりと息を吐きます。

3
左右片手ずつ、中指を曲げて、指先を手のひらにくっつけます。指先がついたあたりから、ほんの少し人さし指よりのところに、もう片方の手の親指をあて、残りの指を手の甲にあてます。これを左右の両手でやってみて、どちらか硬くなっているほうを選びます。

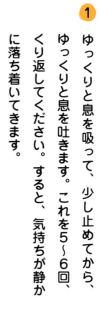

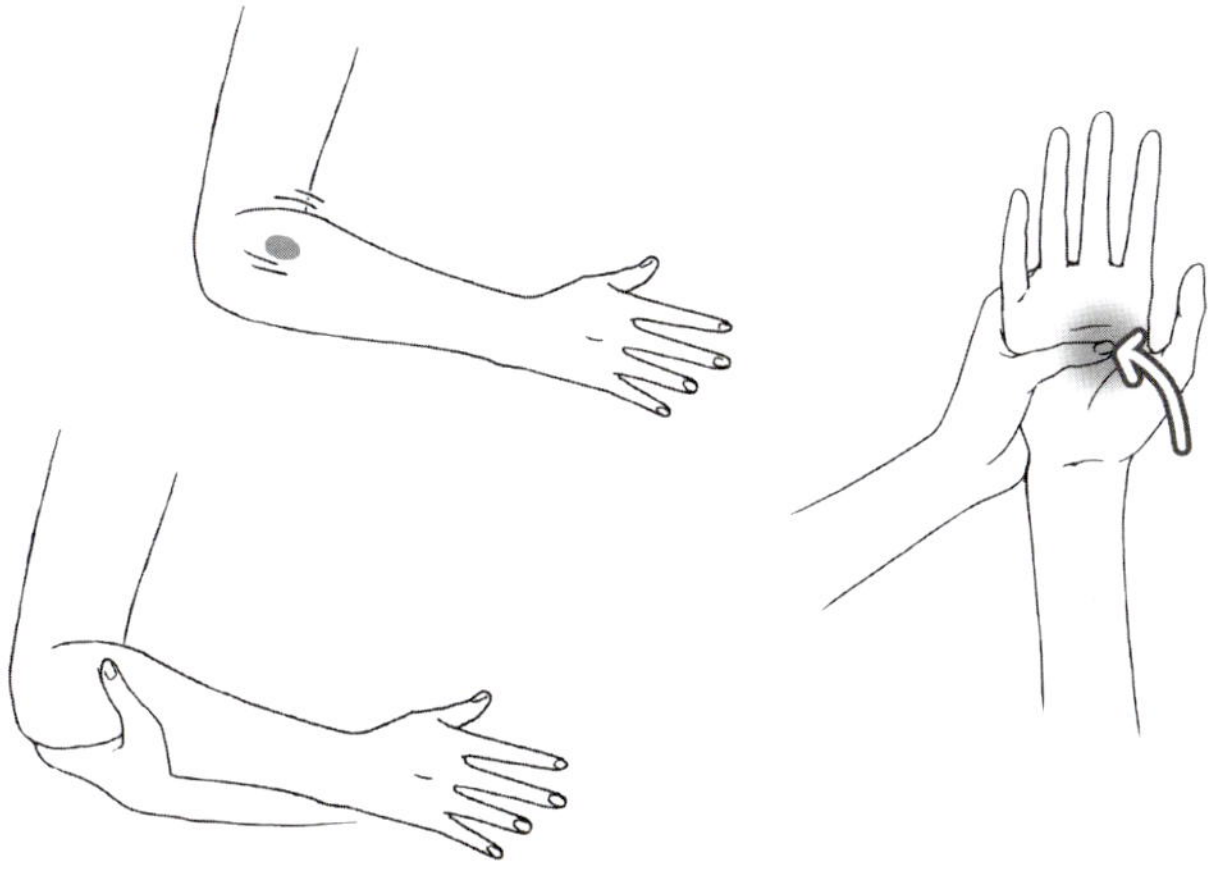

4 硬くなっているほうの手に、再度、③のように親指をあてます。そして、深く深呼吸をします。この時、親指の先に意識を集中し、親指の先で呼吸をしているつもりで、深呼吸を1分間ほどくり返します［詳しい呼吸のやり方は57頁「合掌行気法」を参照してくださいね］。

5 右のヒジを曲げて人さし指の延長線上にあるあたりを探してみてください。人さし指をそらしたりもどしたりすると皮膚がピクピクと動く場所がありますので、そこを左の親指で軽くふれるように20秒ほどおさえます。けっしてギューギュー押したりしないでくださいね。

● 以上のやり方を、気がついた時でよいので、毎日続けてみてください。

呼吸法

次に、体のリズムを整える方法をお教えしましょう。

心の持ちようが体に変化を与えるように、体のことが原因で、心のあり方が変わることがあります。

みなさん、上司が身勝手過ぎるとか、隣の奥さんが意地悪だといったようなことで、イライラしたり気がめいったりしたことがありますよね。そんな時、わたしたちは、自分が悪いのではなく、他人や環境のせいで、自分が苦しんでいるのだと考えます。でも、必ずしもそうとはかぎりません。原因は、あなたの体にあるのかもしれないのです。

イライラをつのらせやすい人に会いますと、体が不平や不満を感じやすい状態になっていることがあります。たとえば、感情が異常に高ぶるというのは、体のエネルギー消費が足りない時に起こりやすいものですし、突然怒りだしたりするのは、腰に入る力が足りないことが原因になっていることがあります。しかも、そういった人は結構、多いのです。

その反対に、若いお嬢さんには「箸《はし》が転がってもおかしい」という時期があります。それは、思春期の女性の体というものは、そういう状態になっているからなのです。

ですので、体のことが原因で不平不満を抱えている人は、まず、体の状態をよくしないといけません。体をきちんと整えることで、人は心地よい生活と健やかな精神を保つことができるのです。

体を整えるうえで一番基本となること——それは、呼吸をすることです。

「呼吸なんて、誰だってやっているじゃないか」とお思いになるかもしれません。たしかにそうなのですが、たいがい、みなさんは知らず知らずのうちに、無意識に呼吸をしていると思います。でも、ここで大切なのは意識をして呼吸をすること。

ぜひとも次の方法を試してみてくださいね。

1

肩の力だけぬいて、座ります。椅子に腰をかけるか、床の上に正座してください。肩の力をぬくと、それだけで呼吸は深くなります。

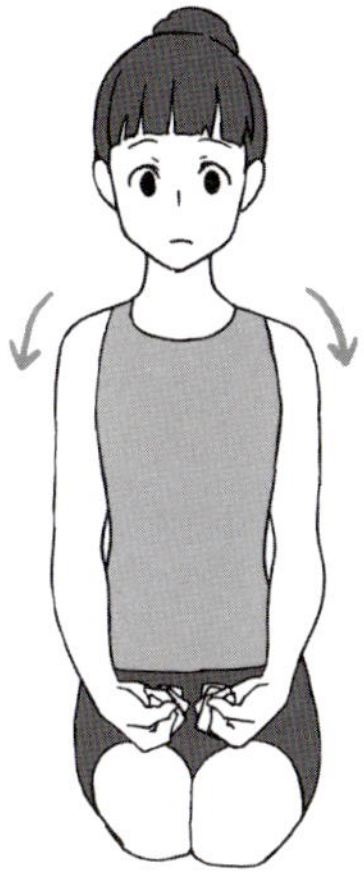

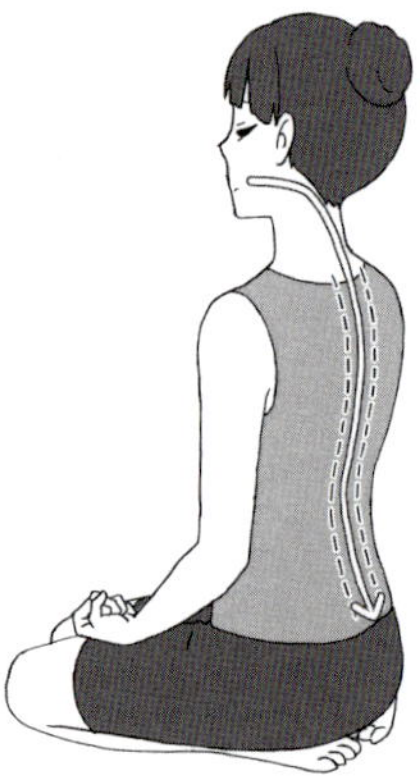

2

ゆっくり息を吸います。この時、背骨を意識して、背骨の中を息が通っていくようなつもりで、おへその下あたりまで深く吸います。

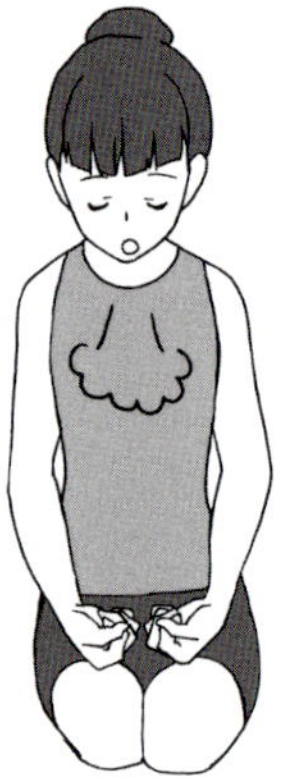

3

いっぱいに吸ったら吐き出します。吸う時だけ背骨を意識して、吐く時は楽にしてください。

4

これを5～10回、くり返します。

これが上手にできるようになると、頭がさえてきたり、体の内側から元気が湧き上がったりします。また、心が落ち着いて熟睡できるようにもなります。

ただし、この呼吸法は毎日続けることが大切です。続けることで、自分の体が調整されていきます。

わたしは唐山先生の下で修業を始めた頃、くる日もくる日も、この呼吸法をやっていました。この呼吸法は、体を修養するうえでの基本中の基本です。この呼吸法をおろそかにする人は、みな、唐山先生の教えを身につけることができませんでした。

合掌行気法《がっしょうぎょうき》

呼吸法を訓練すると、自分の体内のリズムを整えることができるようになりますが、次に説明する合掌行気法を身につけると、まわりの人たちの気持ちにも敏感になります。

これは手を使った呼吸法の一種ですが、日本では病気を治すことを「手あて」と言いますよね。「手あて」というのは、昔から日本人が体の悪いところに手をあてていたことから生まれた言葉です。子供がおなかが痛いと言えば、お母さんがそこに手をあててやさしく声をかけてあげたりする。みなさん、そんな光景を一度は見たことがありますよね。そのお母さんの手には、子供へのいたわり、思いやりという「気」が込められています。

これから、わたしはみなさんに、いろいろな修養法や対処法をお教えするつもりですが、実はすべて、この「手あて」の延長にあります。

やさしく、いたわる気持ちで手をあてる——まず、これが基本なのです。

しかも、いたわるのは別に他人だけではありません。自分の体に対してもいたわらなければなりません。

人はすぐ、自分の体について、あそこが調子悪い、ここが痛いと言います。たとえば、暴飲暴食をした翌日の朝に胃がもたれていたりすると、「わたしの胃は弱いんだな」などと言ったりする。

「胃がもたれる」と言っても、あなたが寝ているあいだ、胃はずっと休まずに一生懸命働いていたのです。それなのに、「ダメな胃だな」と文句を言われたりすれば、胃だって、とんだ持ち主を持ってしまったと働く気をなくしてしまいますよね。

では、自分の体に気分よく働いてもらうには、どうすればいいのでしょうか。

もう、おわかりですよね。やさしくいたわってあげればいいのです。

もし朝、起きて胃がもたれていたら、「よくがんばってくれた」といたわってあげてください。もし、それが自分の暴飲暴食のためだと思ったら、胃に「無理をさせてごめんなさい」と謝ってください。そうやって、体をいたわってあげると、体のほうも自分をいたわってくれます。

このことは人間関係でも同じですよね。たとえば、日曜日、夫に家事を手伝ってほしい時、「仕事で疲れているから勘弁してくれ」と断られると、「もしゴルフだったら、早起きして、とっとと出かけるくせに」などとあたってしまっては、夫はもう、絶対に手伝ってくれません。けれども、「仕事で疲れているところ、本当にありがとう。助かるわ」と感謝すれば、気持ちよく手伝ってくれるでしょう。

怒った気持ちは、相手にも同じ気持ちを起こさせるもの。反対に、やさしい気持ちであれば、相手にもやさしい気持ちを起こさせるのです。

まわりの人や自分の体に対して、いたわりとやさしさ、そして思いやりを持つこと——次にお教えするのは、この「手あて」の気持ちを、手に込める呼吸法だとお考えください。この気持ちがこもった手に反応して、自分の体も、まわりの人の体も、健康で「愉快」な気持ちへと向かいます。

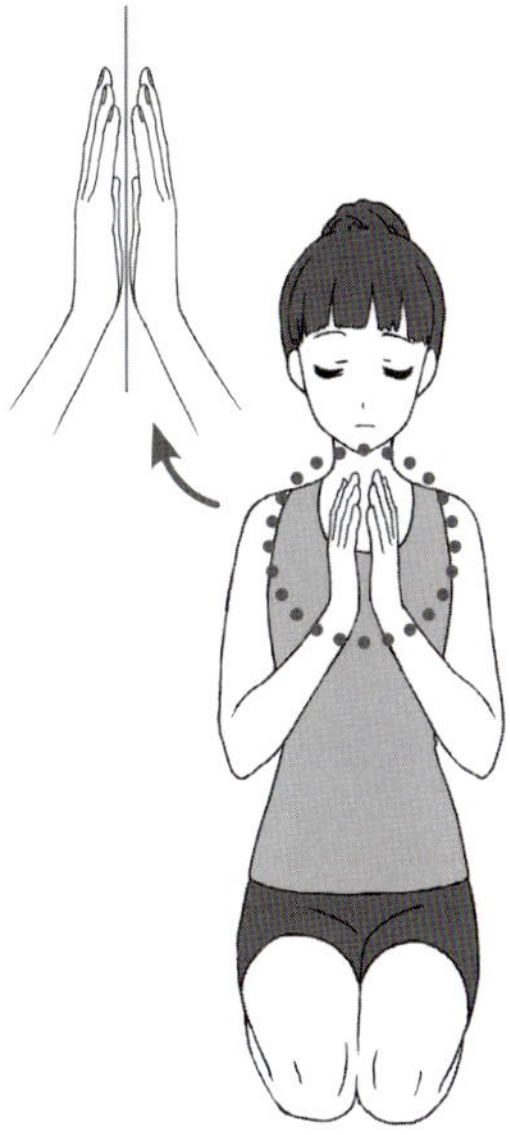

1 **正座をして、目をつぶり、両方の手のひらをあわせます。そして、手のひらと手のひらのあいだに、紙が1枚入るぐらいのすきまをあけます。**

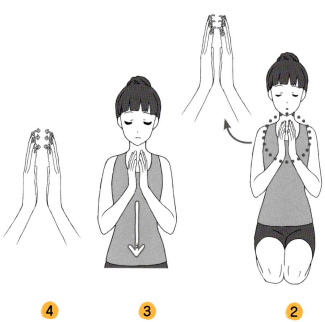

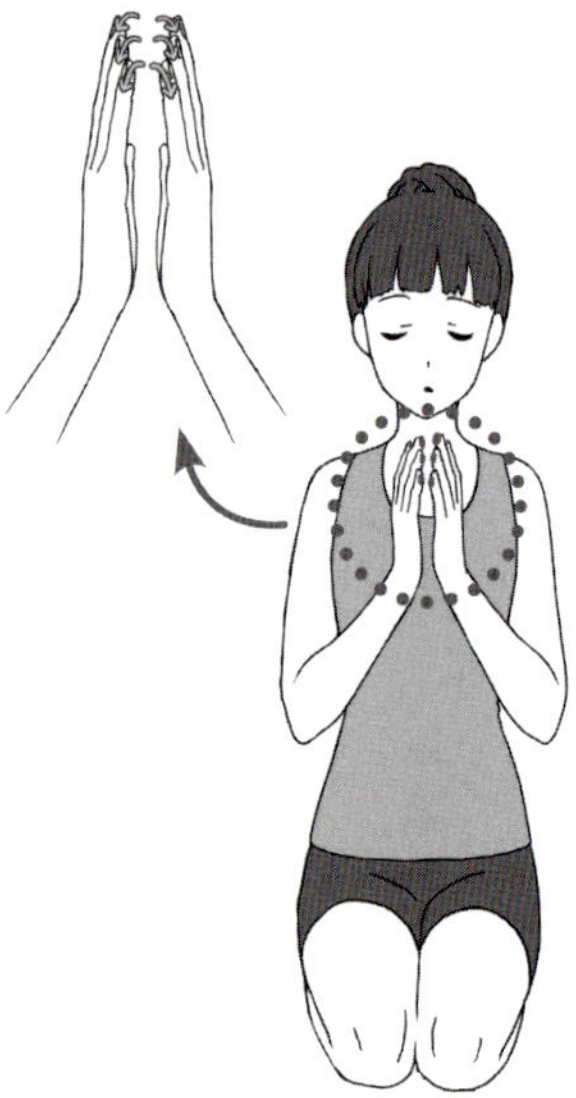

2

大きく息を吸います。その時に指先のすべてを意識して、そこから息が入ってくるつもりで吸います。

3

吸った息をおへその下まで入れて、一度、息を止めます。

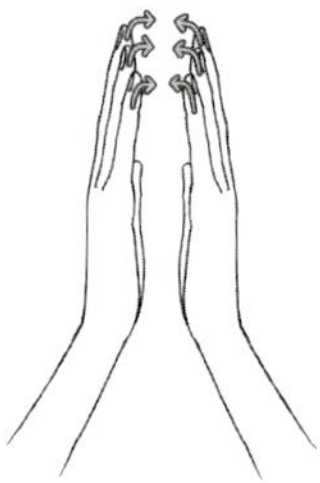

4

ゆっくりと息を吐きます。その時も指先のすべてから息を出すつもりで吐きます。

5

②～④をくり返します。吸う時も吐く時も指先を意識して続けてください。

6 これを1日5分間、毎日続けてください。呼吸しているうちに手のひらがムズムズしてきたり、あわせている手をちょっとズラしたり、手と手のすきまをちょっと開いたりすると、手のひらに、温かい感触や、ちょっと膨らんだような空気を感じたりすれば成功です。

合掌行気法は時間をかけることよりも、精神を集中することのほうが大切です。気が散ったり、心が乱れていては、どんなに長い時間やっても効果はありませんので、心して行ってくださいね。

「冷え」を避ける　体を温める

現代人の心と体にとっての大敵のひとつ——それは「冷え」です。

「冷え」は体の中も外も硬くしてしまいます。そして、自然な動き・働きを鈍らせる。そうすると、心もこわばってしまいます。

しかも、昔の人と比べて、今の人はあまり運動をしません。人の体の中で最も大きい産熱量があるのは太腿《ふともも》の筋肉ですが、昔の人と比べると、産熱量ははるかに低下しています。

しかも今の人は、職場ではパソコン、夜は家でテレビ、と目を酷使していますが、そうすると血液が脳に集中し、体の血のめぐりが悪くなります。そうなると、体が冷えやすくなるのは言うまでもありません。

「冷え」を避けるために、まず次のことを必ず守ってください。

1 朝、シャワーを浴びない。朝のシャワーは極度の「冷え」を招きます。もし、夜にお風呂に入らないのであれば、朝、しっかりとお湯につかってください。

2 夏、エアコンや扇風機の風を直接背中にあてない。お風呂あがりでも、汗が出たら必ずタオルでぬぐい、湯冷めしないようにしてください。

3 冬、外出する時は、左側の胸のあたりを冷やさないようにタオルやハンカチなどを用意して、洋服の下にあててください。

「冷え」を避けるために、体を温めるのは大切なことです。けれども、やり方を間違えると、逆に健康に悪いこともあります。

特に次の2つのことに気をつけてください。

1 **冬に外から帰ってきた時、いきなり暖かい風を胸にあてないこと。背中から温めること。**

2 **お風呂に入る時は、お湯につかる前に、入るお湯で顔を2〜3度、ジャブジャブすること。**

②は一種のかけ湯ですが、人間の体の中で、一番、頭に近いのは顔ですよね。顔にお湯をかけると脳がすぐに反応して、これから入るお風呂の温度にあわせて、体を調節してくれます。そうすれば、体は熱いお湯にびっくりしたりはしません。

「冷え」からくる、だるさをとる

梅雨時から秋口にかけて、よく起こることなのですが、朝、起きると、疲れがとれていないように感じて、起きられない時がありますよね。また、冷房に長くあたったあと、全身がだるくなってしまうことがあります。

実は、これらはみな「冷え」からくるもの。「冷え」のせいで、出すべき汗が出しきれなかったり、一度出た汗が冷風にあたって体の中に引っこんでしまったことで起きるのです。

そういった時は、もう一度汗を出せばいいのですが、まずは、だるさをとることが大切です。

2つの方法をお教えしましょう。

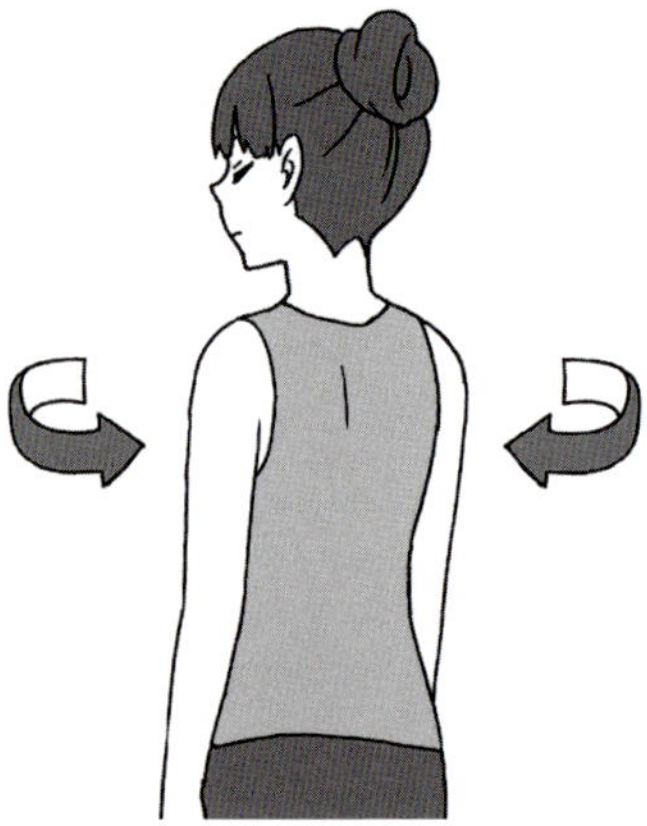

小さい頃に「イヤイヤ」をしたことがありますよね。その時のことを思い出して、ひさしぶりに「イヤイヤ」をしてみてください。できるだけ、腰の骨を動かさずに、背骨を中心にして「イヤイヤ」をします。するとなんだか体が軽くなってきます。

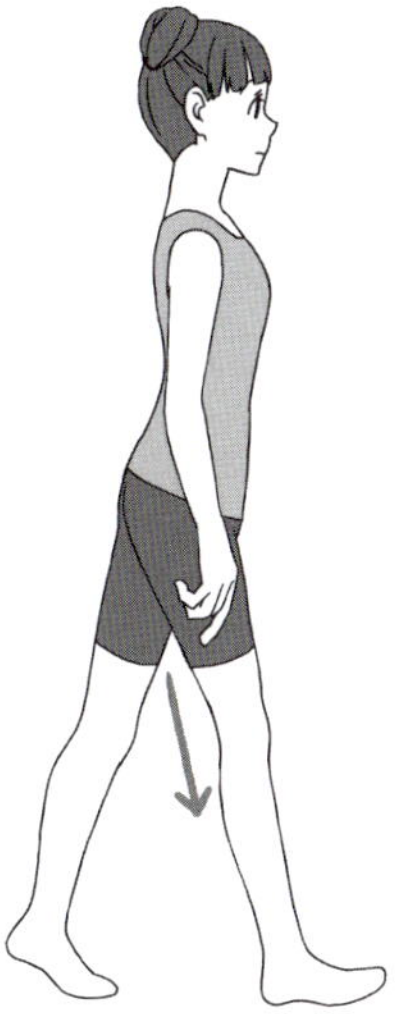

歩く時に、前に出した足の太腿《ふともも》のうしろ側を少し伸ばすつもりで大股に20歩ほど歩きます。足のうしろが伸びてくると、だるさがぬけていきます。

足湯

もうひとつ、みなさんに知っておいてほしいことがあります。

それは「足湯」です。

足は、体全体を支えていて、一番負担がかかるところです。ですので、足の緊張が続くと、血行も悪くなり、体のバランスも乱れます。足をきちんといたわることは、体にとって、とても大切なことなのです。

次の章でお教えする、症状別の対処法でも、足湯はしばしば大きな役割を果たします。ぜひとも正しい足湯を覚え、習慣化してくださいね。

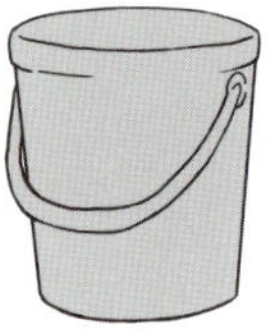

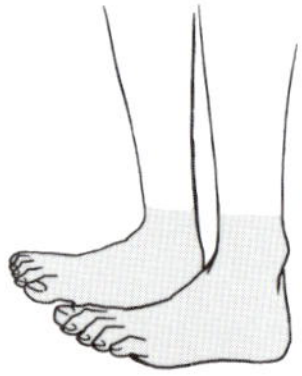

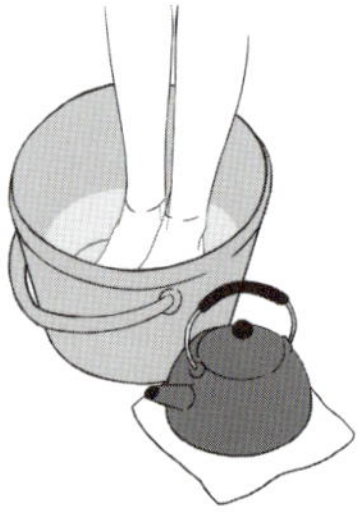

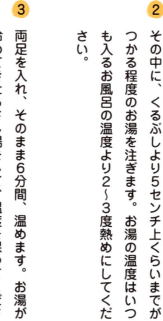

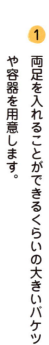

1

両足を入れることができるくらいの大きいバケツや容器を用意します。

2

その中に、くるぶしより5センチ上くらいまでがつかる程度のお湯を注ぎます。お湯の温度はいつも入るお風呂の温度より2～3度熱めにしてください。

3

両足を入れ、そのまま6分間、温めます。お湯が冷めてきたらさし湯をして、温度を保ってください（そばに、熱いお湯が入ったやかん、ポットを用意するといいでしょう）。くれぐれも、温度は下げないように。

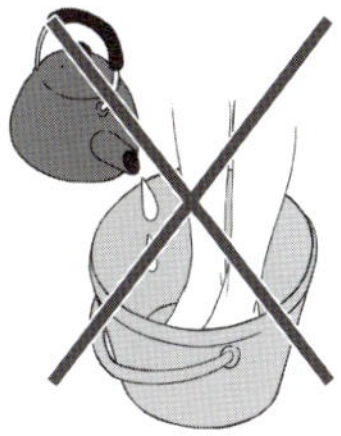

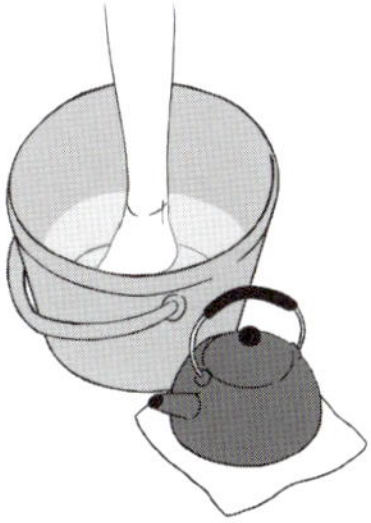

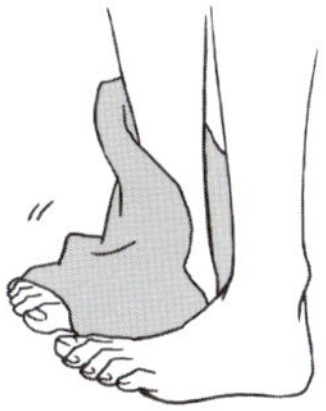

※さし湯をする時は、やけどをしないように、必ず足を容器から出してからしてくださいね。

4 6分たったら足を出して、よくふきます。両足とも赤くなっていると思いますが、左右を比べてみて、どちらか白かったら、そちらの足だけを②〜③と同じ要領で2分間温めます。

5 2分たったら足を出して、タオルで水気をよくふいてください。

ここでお教えした足湯は、いわゆる温泉地の足湯とは目的もやり方もまったく違います。絶対に混同しないでくださいね。

世にも不思議な体の物語　その2

食べ過ぎていないのに、太っていく……
新築マンションの意外な落とし穴

引っ越しが特に好きだという人ではなくても、新居に入る時というのは、気分がウキウキするものです。特に新築マンションとなると、壁も空気もきれいで、何となくひんやりしていて、「あー、今日からここで新しい生活が始まるんだ」と、この部屋でのこれからをいろいろ夢見たりして……。

けれども、この「ひんやりしていて気持ちがいい」という甘い感覚の中に、実は大きな落とし穴があるのです。

前章でのおさらいになりますが、体の大敵とは何だったでしょうか。

そう、「冷え」です。

新築マンションは、壁や天井の水分が乾燥しきれていないため、その湿気が冷気となっていることが多いのです。

女性の場合、「冷え」を受けると、体（特におなかのまわり）を守るため、脳が「もっと皮下脂肪をつけるように！」という指令を出します。そして知らぬうちに太ってしまい、お気に入りのスカートが入らないなんてことに……。

わたしが引っ越した時は、建築家のアドバイスを受け、入居する1週間ほど前から、部屋に除湿剤を置いて、水分をとってしまいました。驚くほど、とれたことを今でも覚えています。

夏と冬では、圧倒的に夏のほうが太りやすいと言えます。必要以上にエアコンの温度を下げたり、体に冷却シートを貼って寝たりすることで体を冷やし過ぎ、皮下脂肪をつけてしまうのです。

暑い夏こそ、「冷え」をためこまないように、温かいお風呂にゆっくりつかったり、足湯をすることを心がけましょう。

症状別の対処法

目

「目は心の窓」とか「目は口ほどにものを言う」ということわざは、みなさん、ご存じですよね。人の第一印象は、目がポイントです。

瞳のうるおい、みずみずしさは、そのまま心のうるおいやみずみずしさにつながっています。赤ちゃんや小さな子供の目をよく見てください。とても、きれいな目をしていますよね。それは、赤ちゃんの心が、好奇心や新しい発見で、よろこびにあふれているからです。

人間はそもそも、近くのものを見つめたり、遠くのものを眺めたり、遠近の両方をバランスよく見るような生活をしていました。ですので、目もそのような生活に適した形にできています。

けれども、わたしたちは今の時代、デスクワークなどで近くにあるものだけを見るようになってしまっています。仕事だけではありません。家に帰れば生活の情報もテレビやパソコンの画面から集めるような日々を送っています。しかも、画面というものはいつも光を放っています。

このように以前の暮らしに比べて、わたしたちの目に対する刺激の強さは何千倍にも何万倍にもなっているのです。これで目が疲れないわけはありませんよね。

なんだか「肩がこっている」といって肩をいくらもんでも、またすぐにこってきたり、首や背中、腕のこった感じがとれないといった人が、今、非常に増えていますが、実はそれらは目の疲れからきていることが多いのです。

あ、忘れてはいけない。目が疲れている時は、食べものを腹八分目程度に減らしてくださいね。ものを見る勢いが違ってきますし、人によっては視力が上がった例もあります。

目の疲れ

この方法は、かすみ目、老いの目、乾き目、近視・遠視による目の疲れにも効きます。

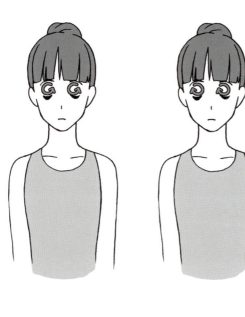

1

目をつぶって、
眼球を左回り、右回りにそれぞれ3回、
ゆっくり回します。

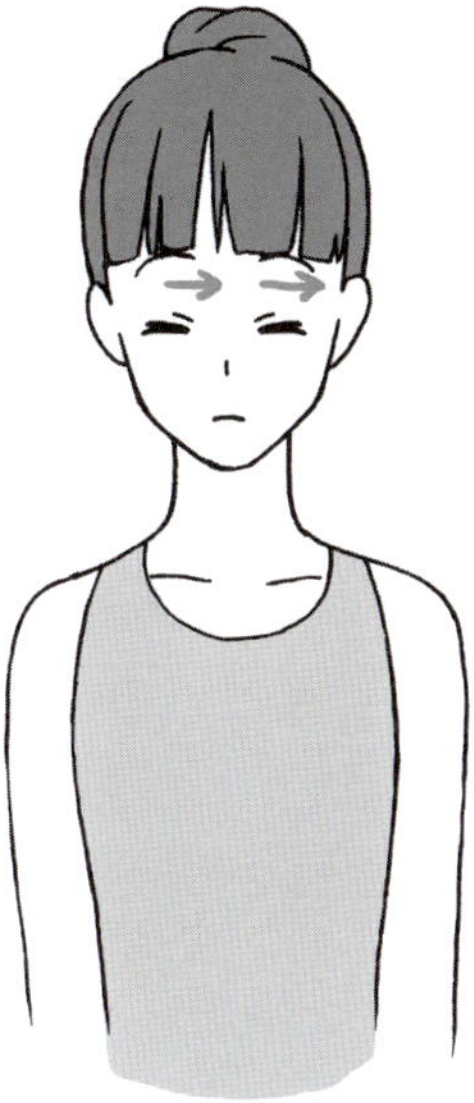

2

①の時、左右のどちらか、回しにくかったほう（「どちらかといえば」というくらいの違いでかまいません）へ、まぶたを閉じたまま眼球を動かして、両目を横目にしてください。そして3秒ほど、横目にしたら、パッと力をぬくように、眼球を正面にもどします。この時、顔は動かさないようにしてくださいね。これを計3回、くり返します。

回しにくかったのが
▲) であれば → に、
▼) であれば ← に
眼球を動かします。

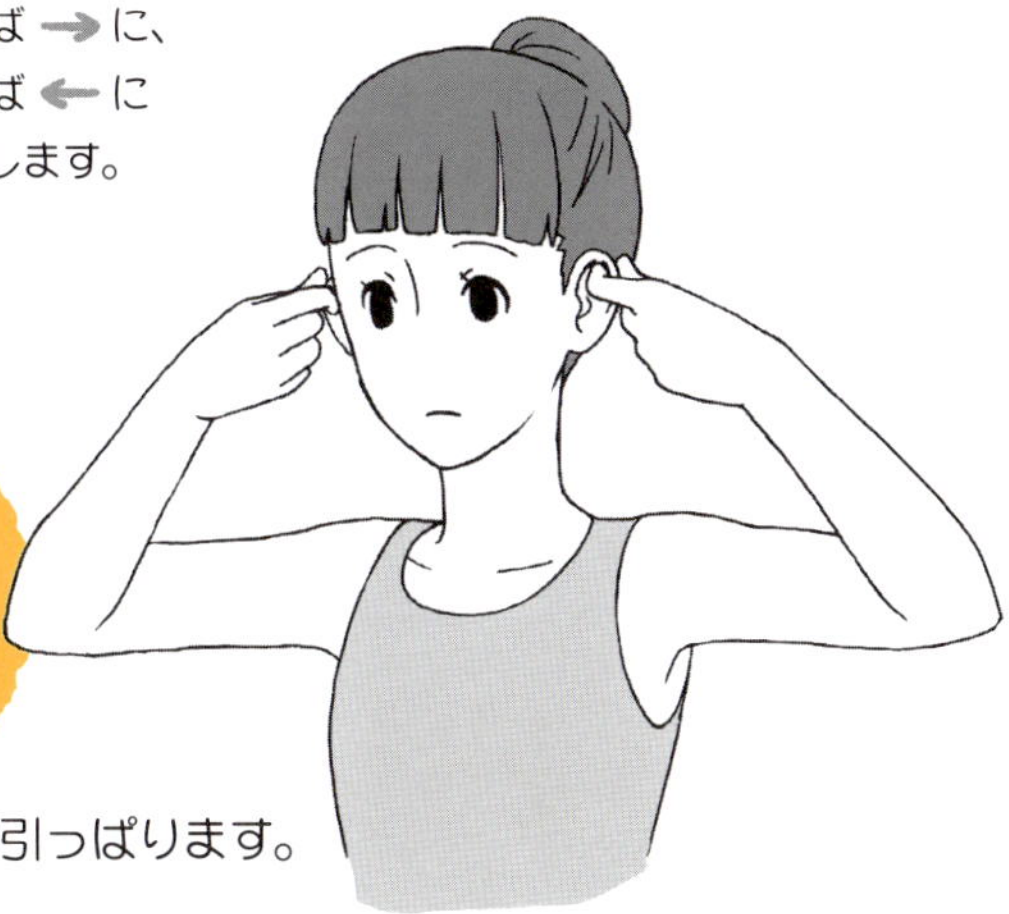

3

左右それぞれの耳を上からつまんで、ちょっと外側に引っぱります。ギュッとやると痛いのですが、少しがまんしてくださいね。上から耳の真ん中くらいまで6点つまんで、引っぱります。同じところを6回引っぱるのではなく、上から下まで6点です。もし不快感が出たら、そこで止めるのも大事です！

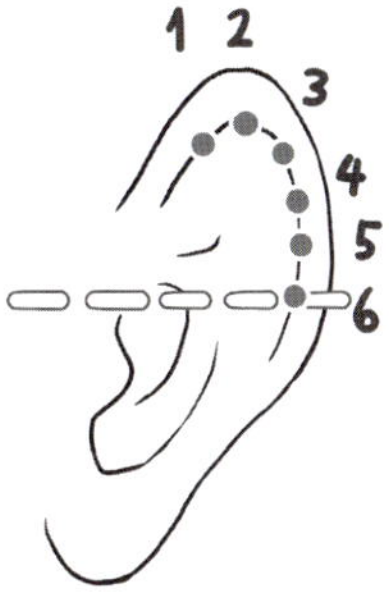

目にゴミなどが入った時

風が急に吹いて、飛んできた何かが目に入ってしまった時にゴシゴシこすると目が赤くなったり、しくじると目に傷がついてしまうことがあります。そんな時には、まず落ち着いて、この方法を思い出してくださいね。

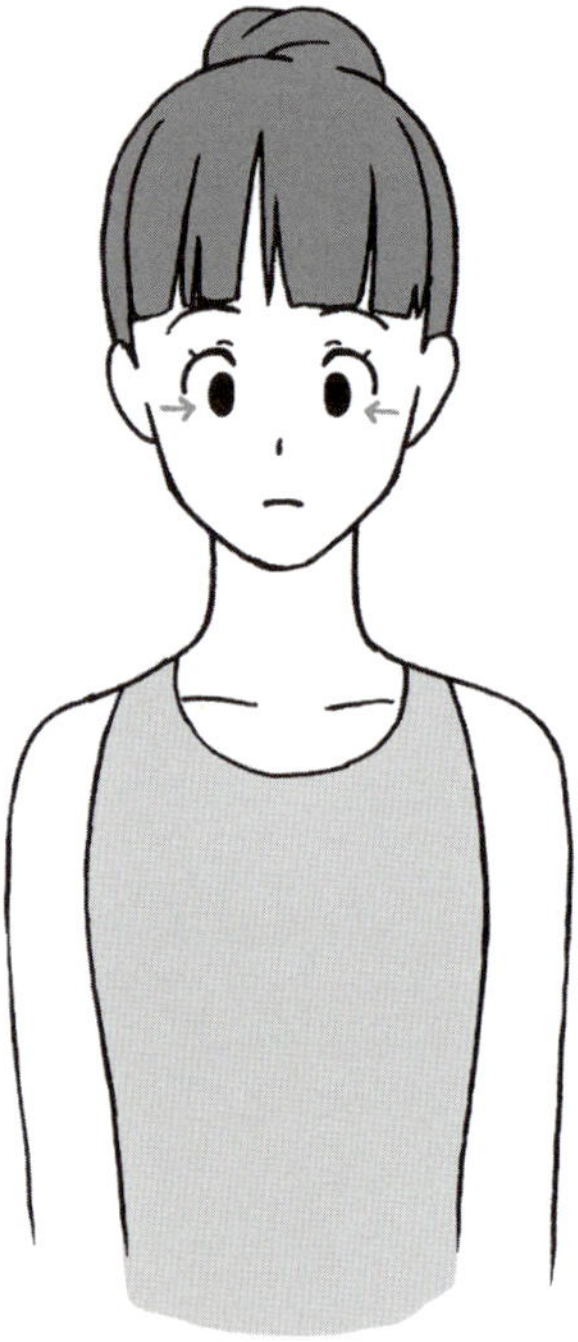

1

両目を真ん中によせて、
いわゆる「より目」をして
鼻をじっと見るようにします。

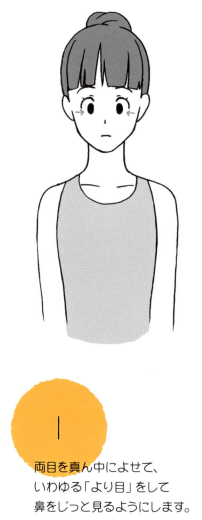

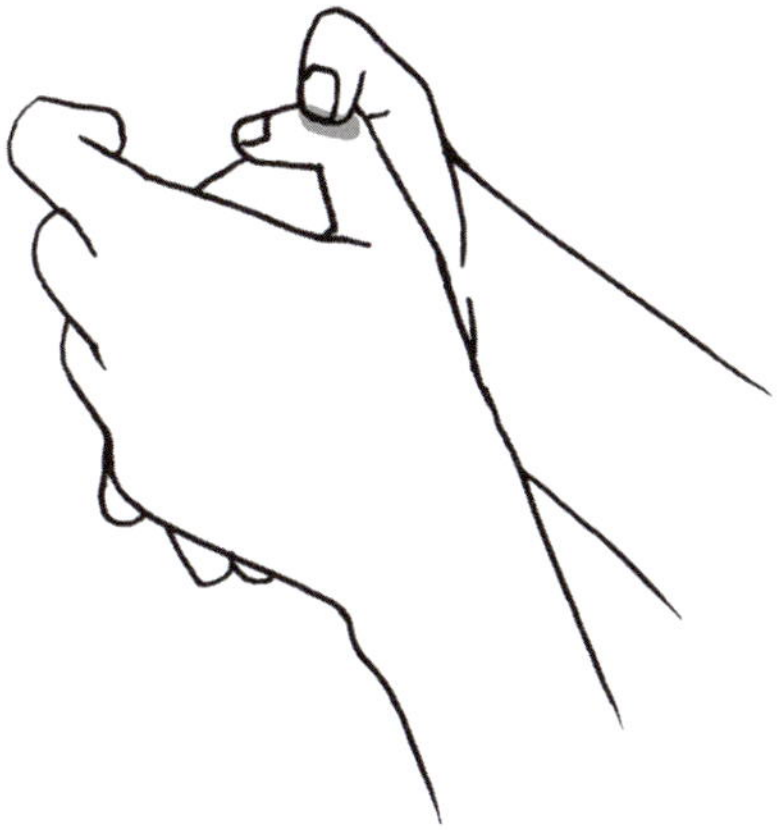

2

①の「より目」をしながら
ゴミが入ったほうの目と同じ側の
手の親指を直角に曲げます。
ツメの下の関節の真ん中に
もう片方の手の親指のツメをタテにあてて、
少し押してください。
すると少しずつ涙が出てきます。
その涙がゴミを目から浮き上がらせますので、
やわらかいハンカチなどで、そっとふいてください。

目にできた腫《は》れもの

目のふちに何かできると、うっとうしいだけではなく、うずいたり、膿《う》んだりして、結構やっかいですよね。

まず、これ以上、悪くならないよう、食べものを減らすことから始め、それから次の方法をやってみてください。

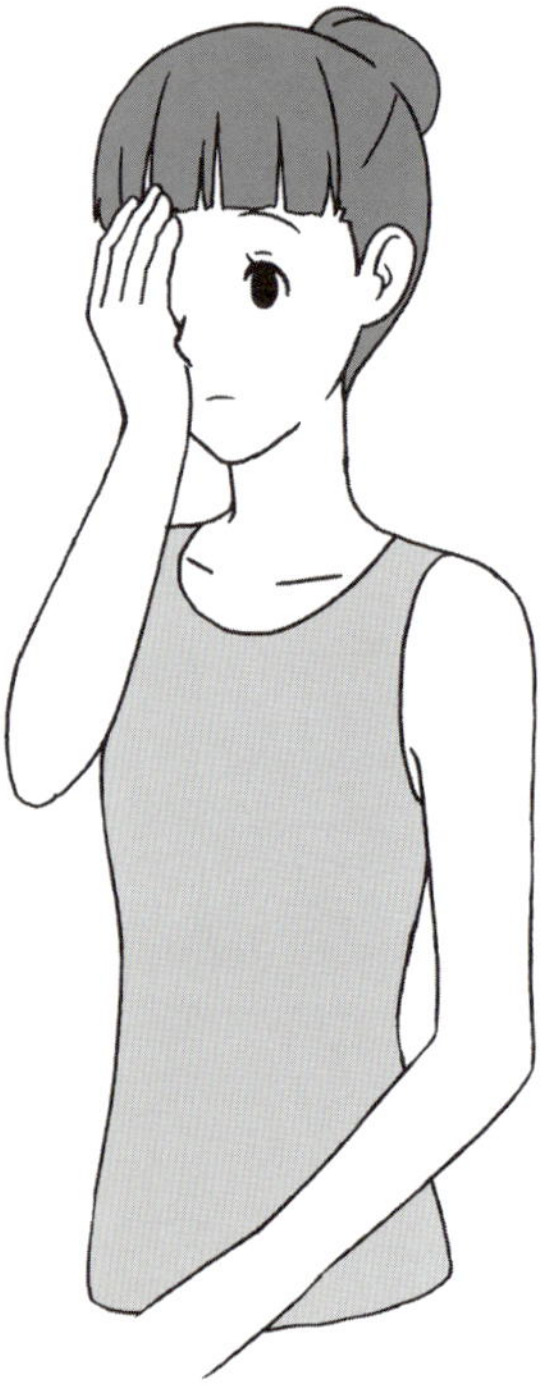

1
腫れものができている目に、
目をあけたまま
ふたをするような形で手をあてます。
目に直接ふれないように、
手のひらをドーム状に
丸めてくださいね。

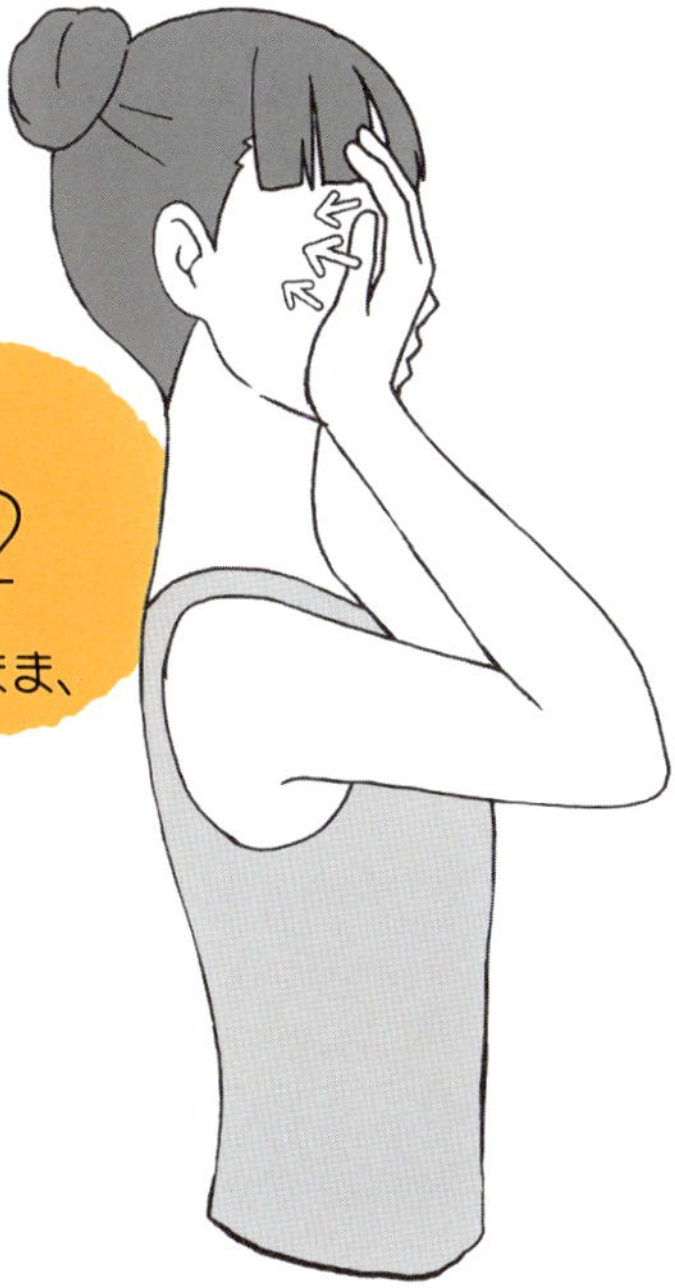

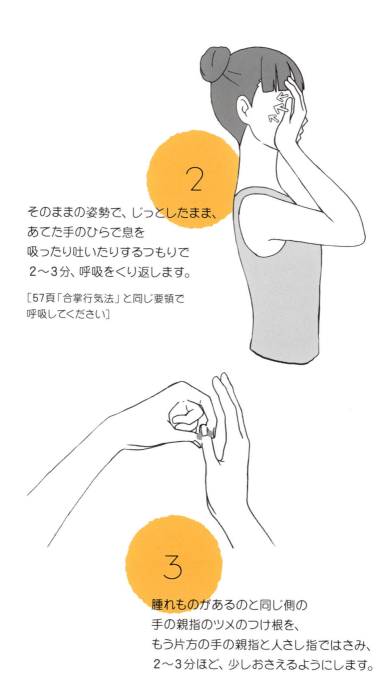

2

そのままの姿勢で、じっとしたまま、
あてた手のひらで息を
吸ったり吐いたりするつもりで
2～3分、呼吸をくり返します。

［57頁「合掌行気法」と同じ要領で
呼吸してください］

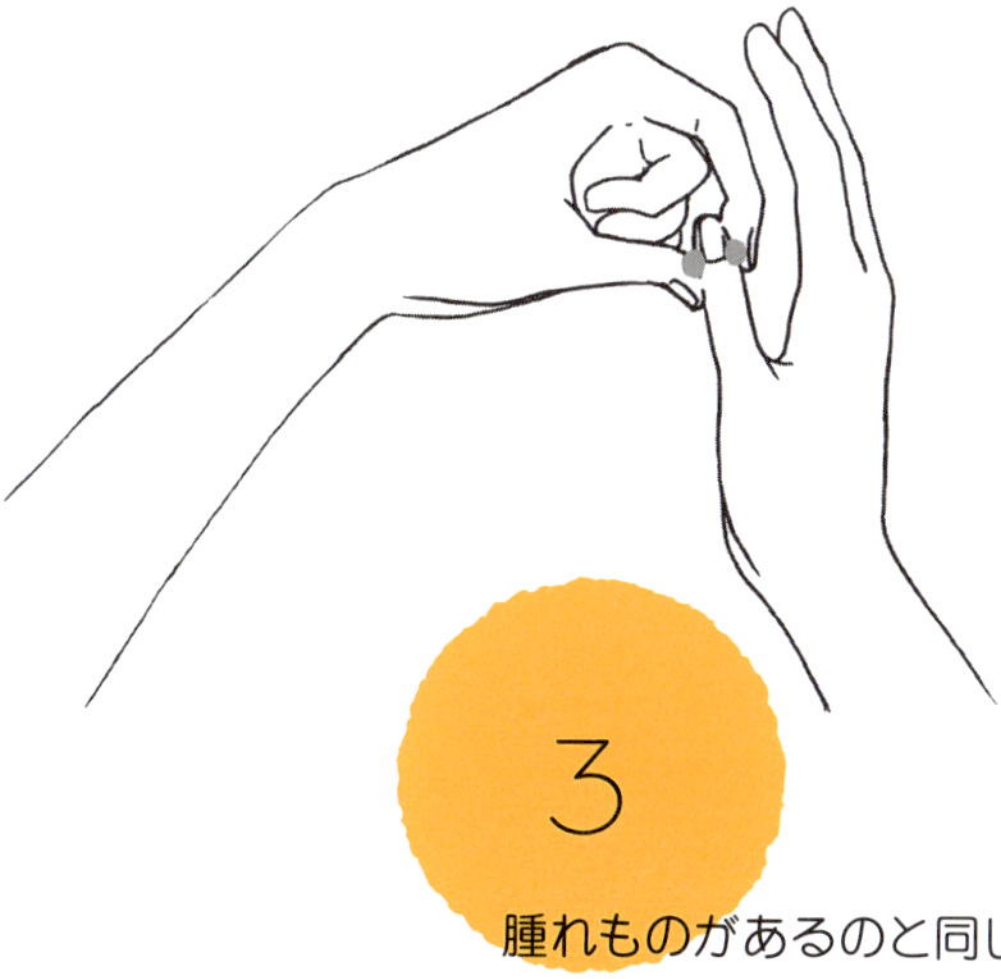

3

腫れものがあるのと同じ側の
手の親指のツメのつけ根を、
もう片方の手の親指と人さし指ではさみ、
2～3分ほど、少しおさえるようにします。

視力回復体操

視力の回復は、首、肩、腕、背中のこわばりと無関係ではありません。この体操でこういったこわばりがなくなって、気分まで爽快になったとおっしゃる方も少なくありません。ただし、五十肩の方は控えてください。

なお、この体操に「目の疲れ」［74頁］でお教えした方法をプラスすると、より効果的です。

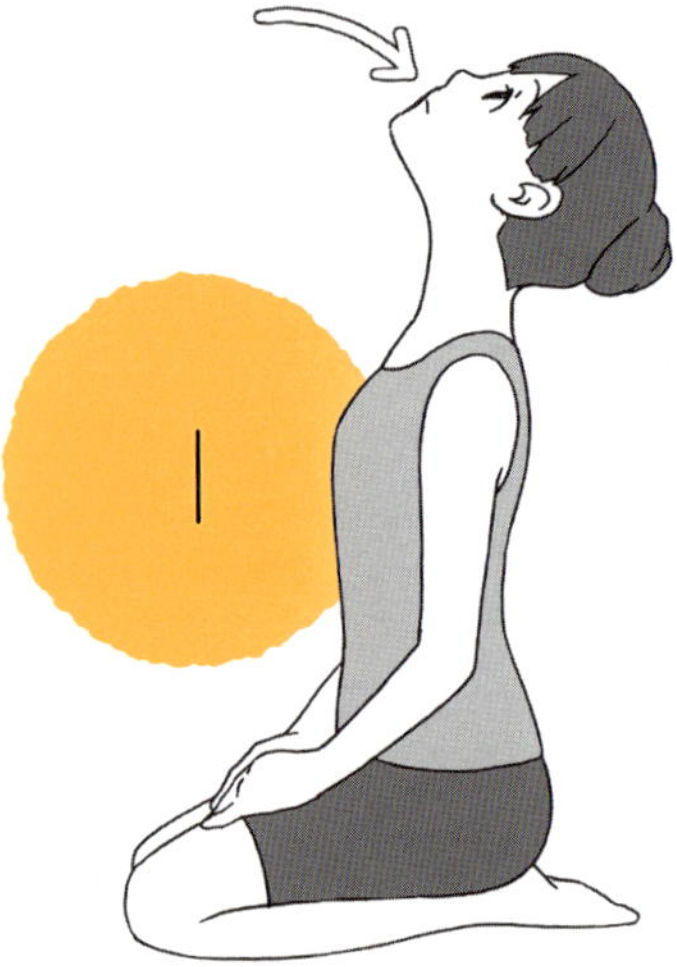

顔を上に向けて、そのまま
首をうしろに静かに倒します。
この時、必ず息を吸いながら
行います。そして、腰を
伸ばします。

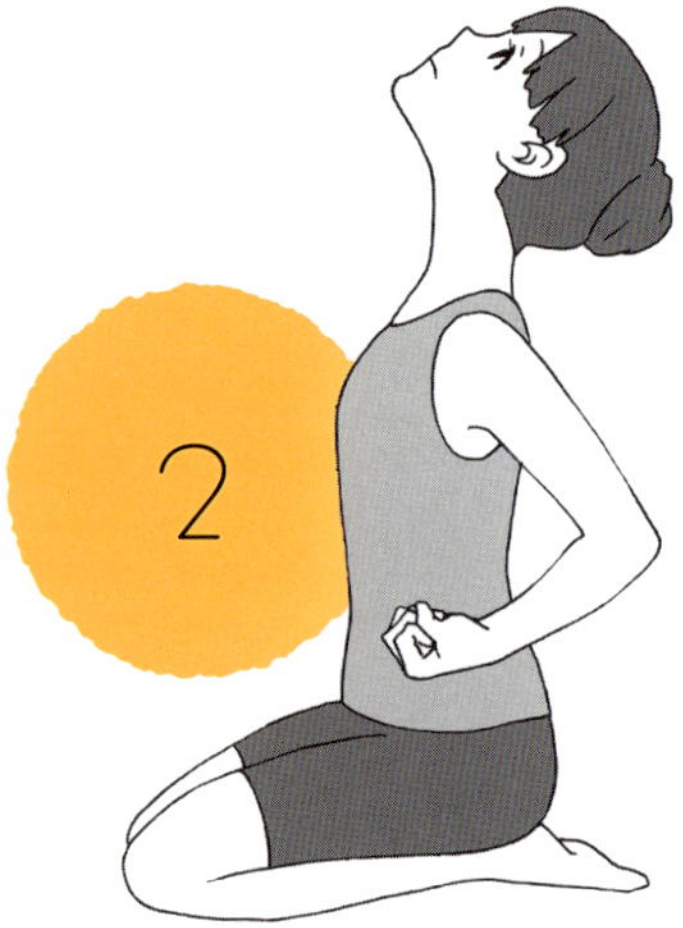

両ヒジをうしろに引き、
こぶしを下にした形で曲げます。
その時、こぶしは脇腹に
つけるようにします。

3

②の体勢のまま、
胸をそらし息を吸います。
この時、左右両方の肩甲骨《けんこうこつ》を
真ん中によせるようにします。
そんなに力を入れて
がんばる必要はありません。
できるかぎりの力で
かまいません。

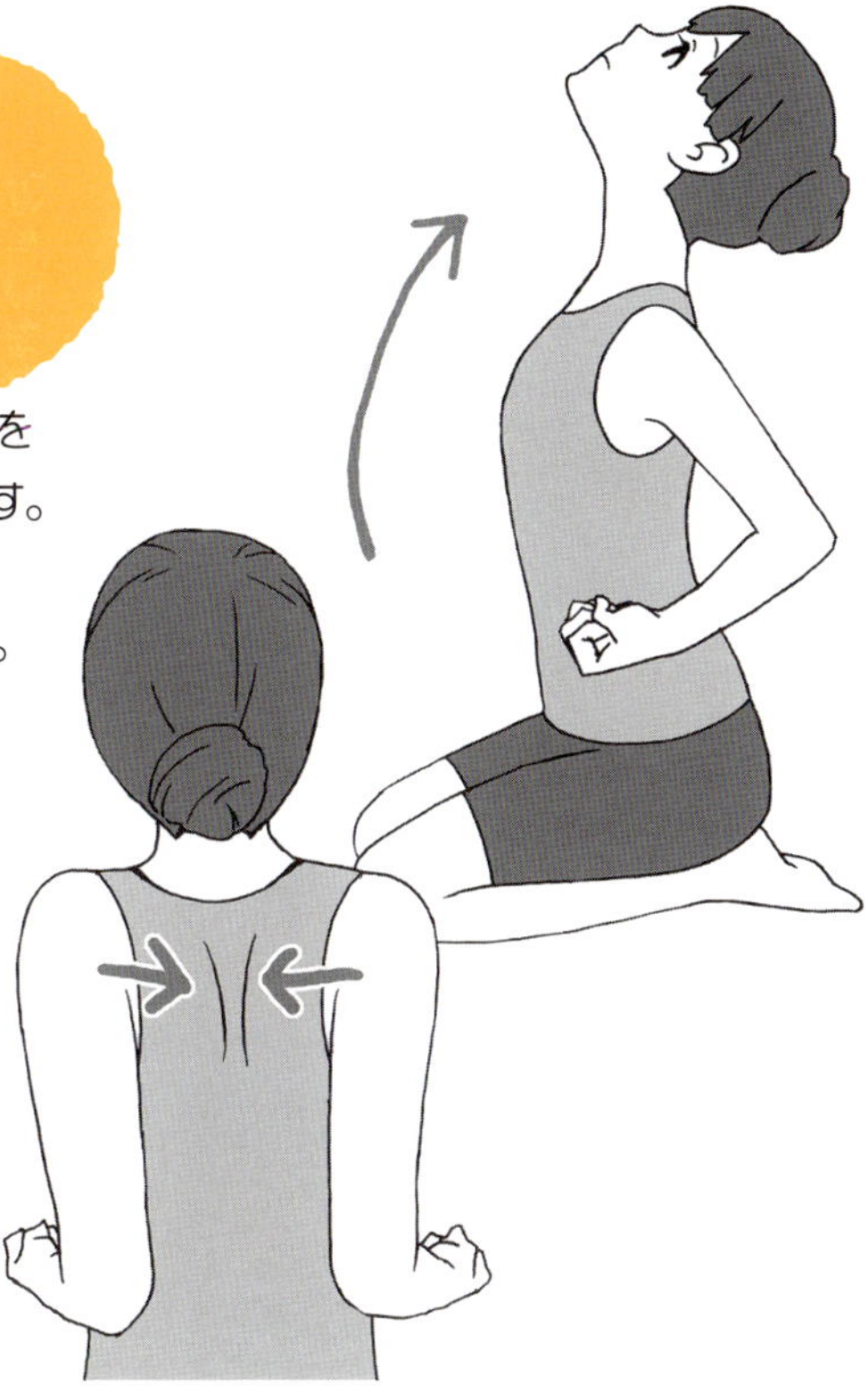

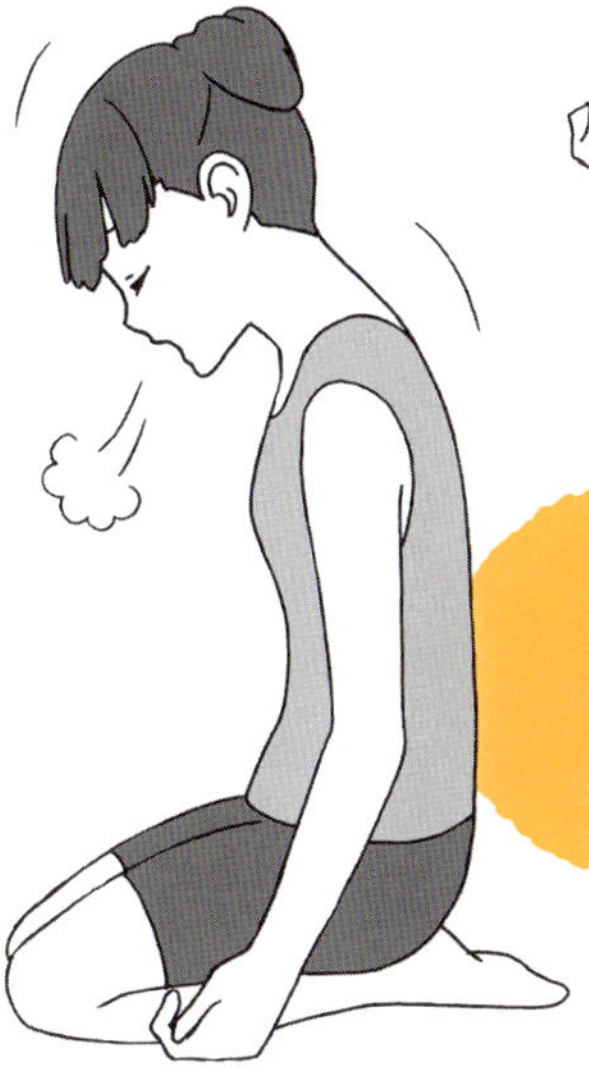

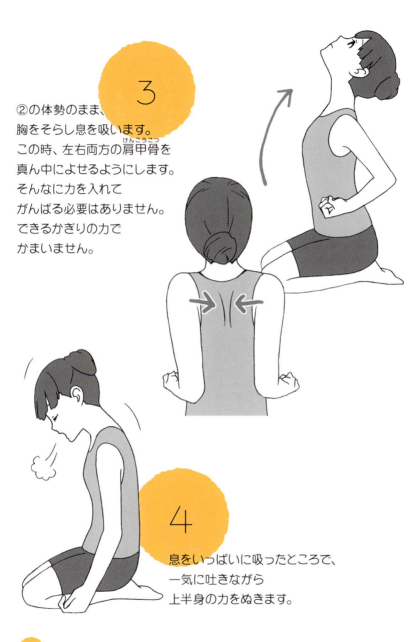

4

息をいっぱいに吸ったところで、
一気に吐きながら
上半身の力をぬきます。

これを3回ほどくり返すと、
首、肩、背中が楽になってきます。

耳・鼻・のど・口

ふだん、生活している時、わたしたちは、あまり鼻のことは気にしませんよね。

けれども、鼻づまりや鼻のムズムズなどがあると、とたんに憂《ゆう》うつになってしまいます。

また、ぜん息の症状を持っている人の中には、鼻の過敏が原因となっている場合があります。

耳もまた、ふだんの生活で問題がなければ何でもないのですが、耳鳴りや耳のつまりが起きると、とても気になってきます。

けれども、そういった症状というのは実は鼻や耳のトラブルではなく、他のことが原因となっていることが多いのです。

耳・鼻・のどのことで悩んでいる人に知っておいてほしいのは、足のこと。

実は、足のくるぶしや足首、土ふまずは、耳・鼻・のどと関係があって、ここを刺激することで、治ることが多いのです。

鼻がちょっとしたほこりや、温度の変化に過敏になって、鼻水や鼻づまりになっている方や、神経過敏になって耳鳴りや耳のつまりを感じている方は、症状の出ている側の足を見てください。内くるぶしの下に筋のようにコロッとふくらんでいる部分がありますので、そこを2分くらい、指で軽くおさえてみてください。

耳下腺《じかせん》が腫れた時や中耳炎《ちゅうじえん》の場合も内くるぶしに指をあてると、痛みが軽くなったり、腫れがひいてきますので試してみてくださいね。

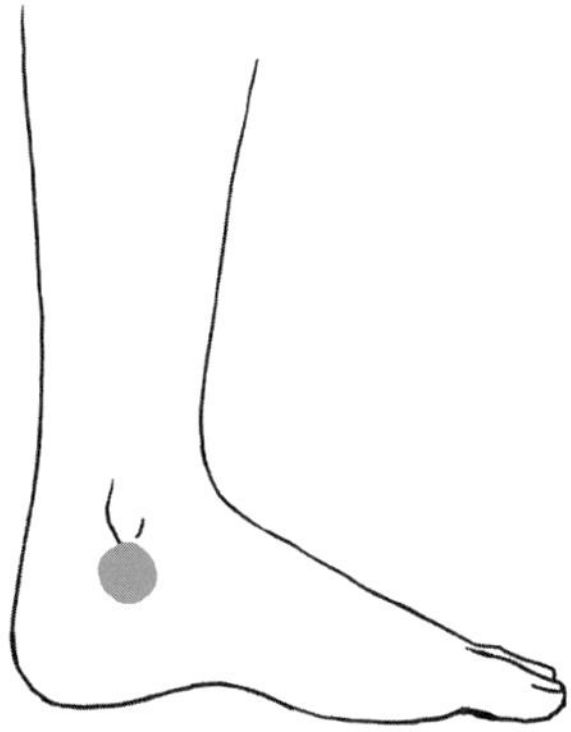

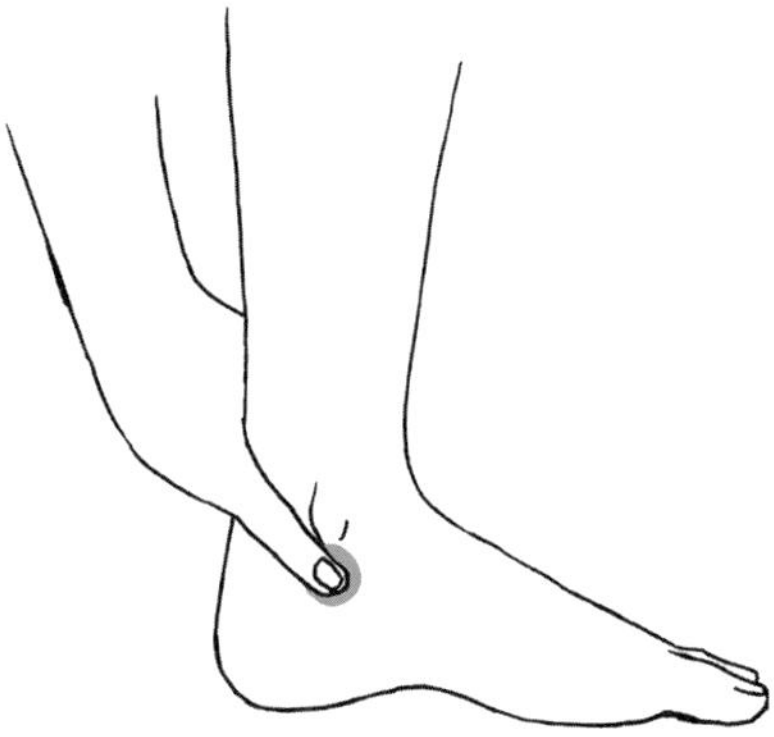

花粉症やアレルギー性鼻炎によるくしゃみ

パソコンやタブレットを見続けていると、本当は疲れているのに頭だけが緊張してしまうことがありますよね。そうすると、いろいろな刺激に敏感になって、くしゃみが出ることがあります。そんな人にも、この方法をおすすめします。

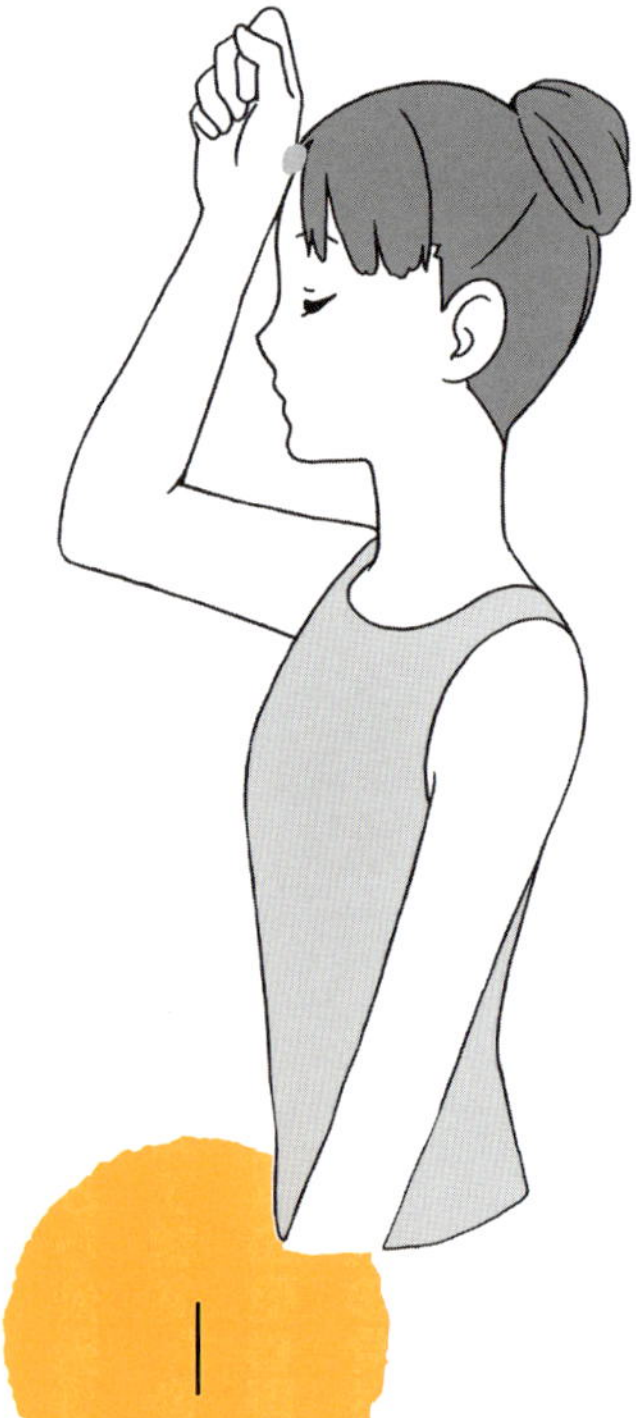

鼻筋を上のほうへたどっていって、
額をこえ髪の生え際に
ぶつかったところを、
軽く握った手で、
本当に軽くポン、ポン、ポンと
5～6回ほどたたきます。

※強くたたいたり、回数を多くたたき過ぎたりすると、ちょっと食欲がましたりするので気をつけてください。ただし適度な刺激は頭の緊張をゆるめます。不眠や便秘、神経性の下痢、心の中でこりかたまってしまったこだわりやわだかまりを消すのにも効果がありますので試してみてください。

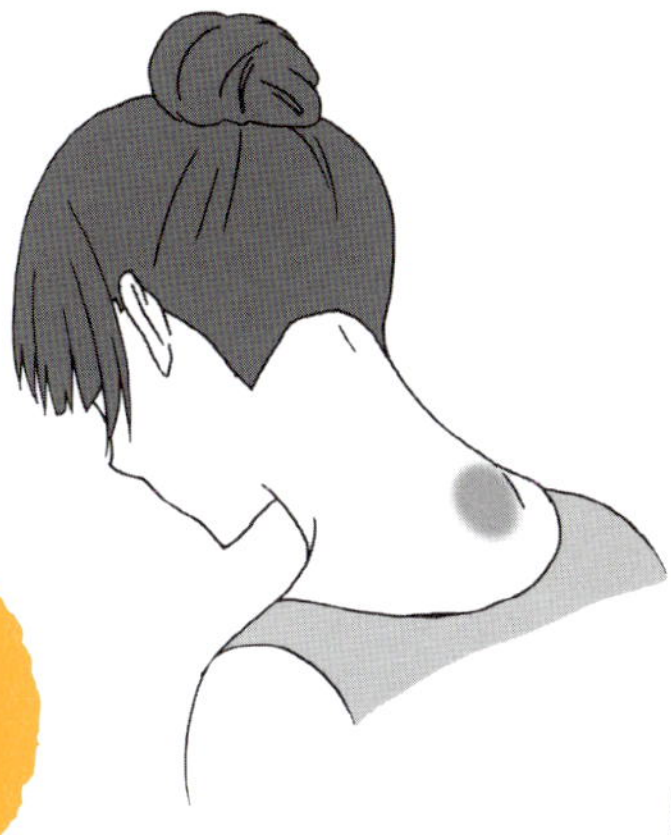

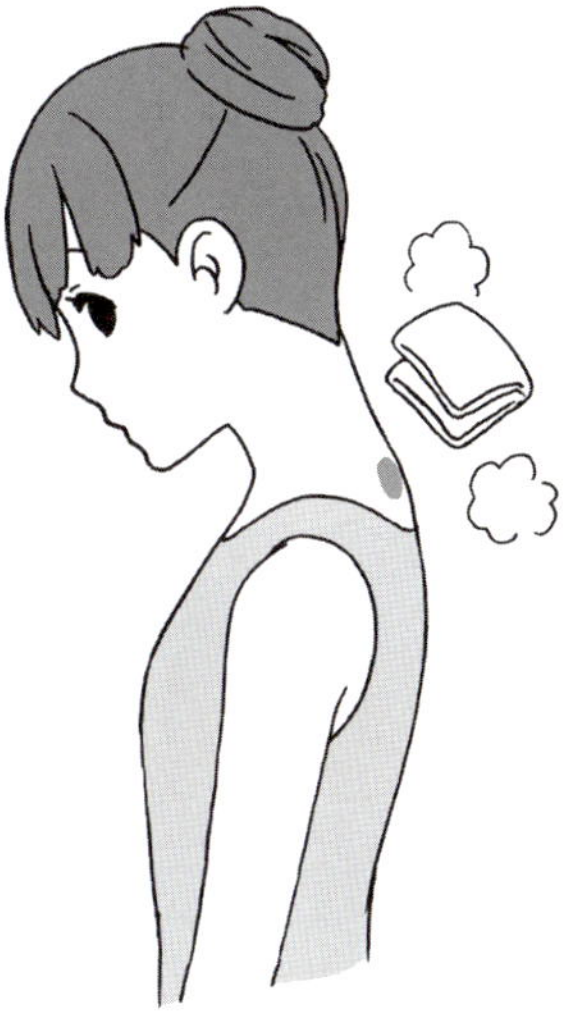

2

首を前のほうに倒すと、
首のうしろにとび出してくる
大きな骨があります。
その骨を、熱いお湯でつくった蒸しタオルを
コンパクトにたたんで温めます。

※タオルは必ず熱いお湯で温めてください。
　レンジで熱くしたタオルは、単に熱いだけで効果が期待できません。
※タオルをしぼる時は、やけどをしないように必ずゴム手袋を使ってください。
※蒸しタオルを手でおさえる時は、やけどをしないように、上から、もう1枚、乾いたタオルなどをかけて、カバーをしてください。

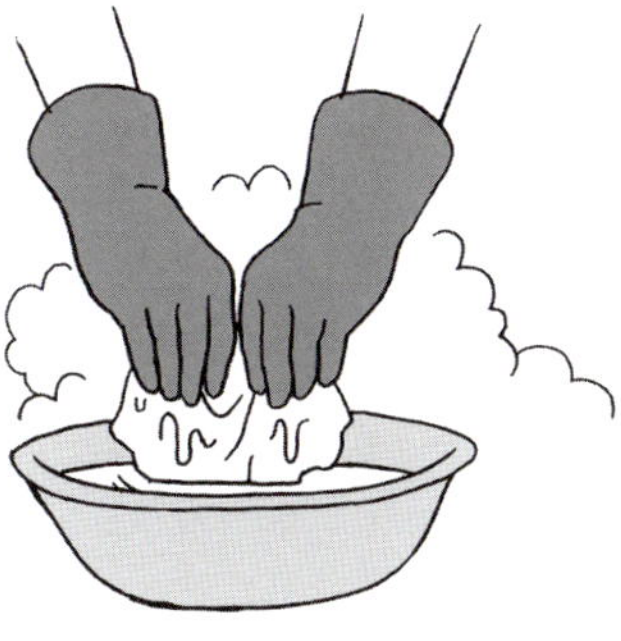

3

タオルが冷めたら、
また蒸しタオルをつくり、
同じところを温めます。
これを計3回、くり返します。

鼻づまり

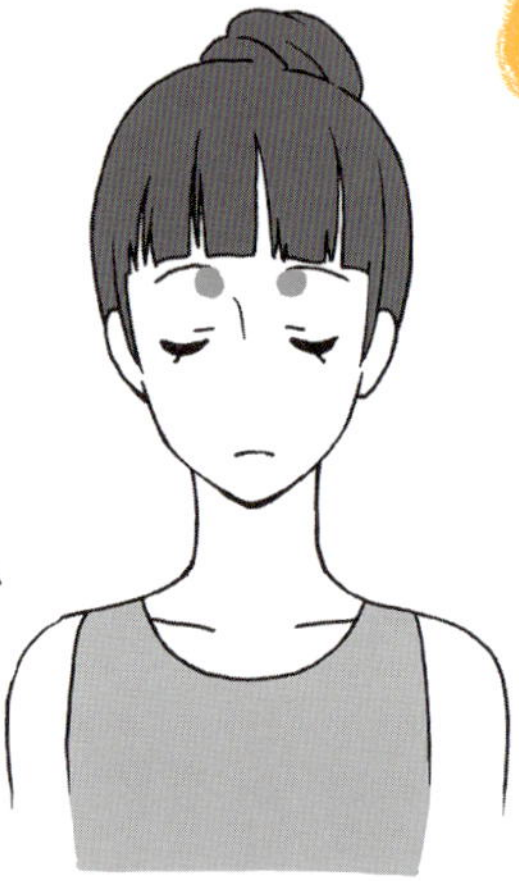

1

まゆの内側の目がしらの上のほうに
左右それぞれ中指の指先をあてて、
ちょっと上に持ち上げるようにします。
そのまま、まゆにそって目じりのほうへ
ゆっくり指を移動させます。
これを計3回、くり返します。

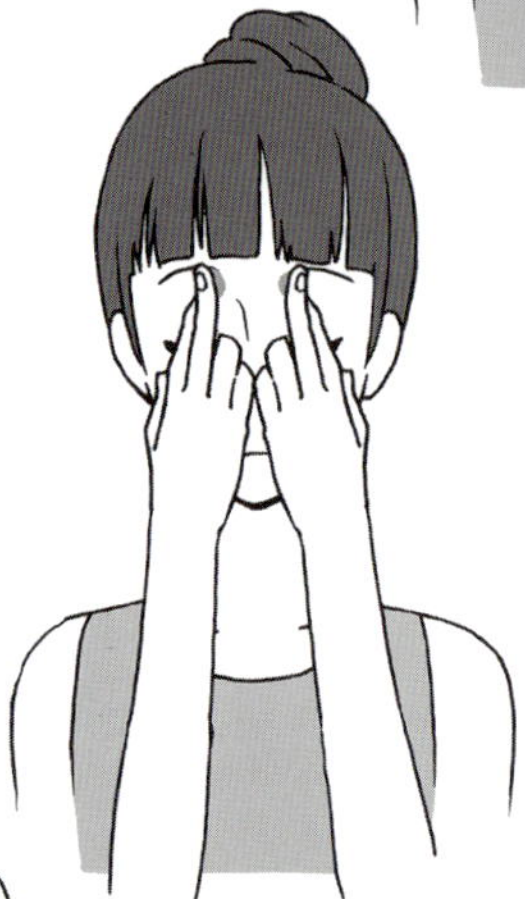

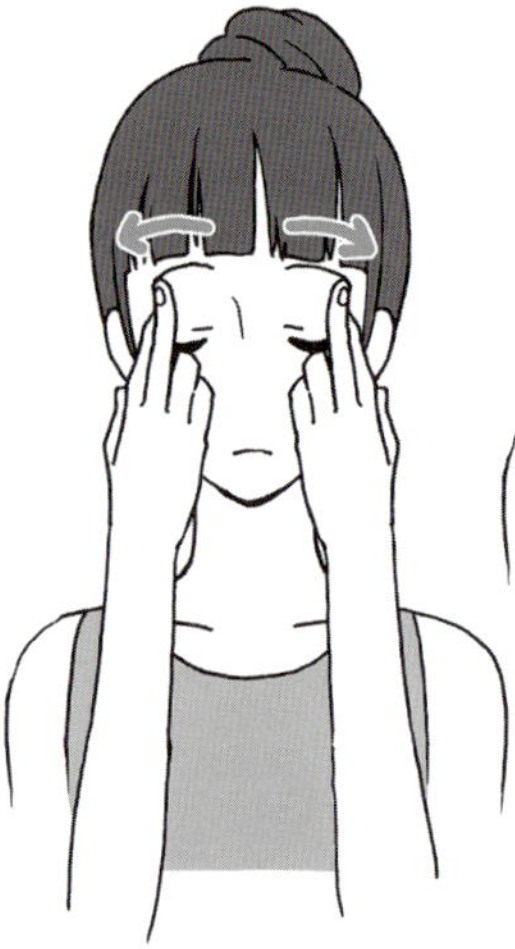

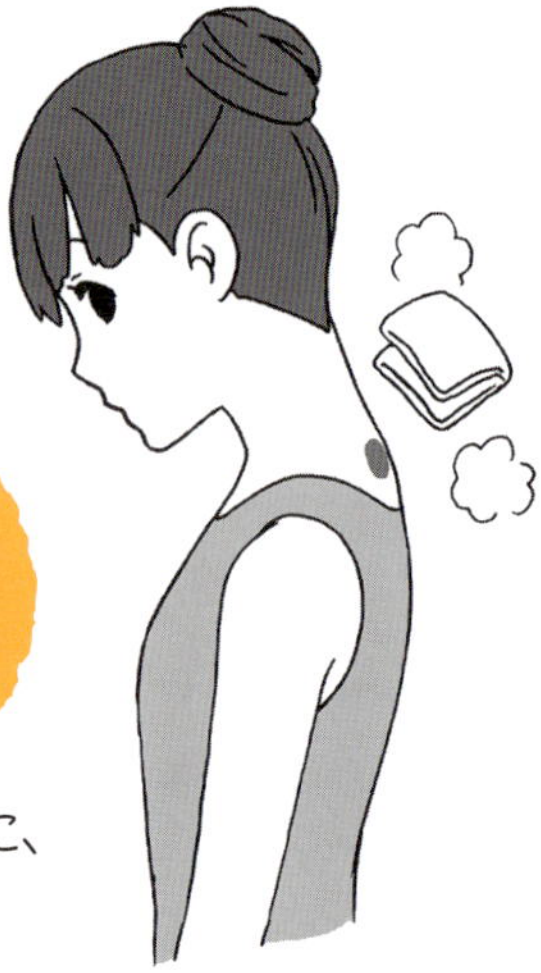

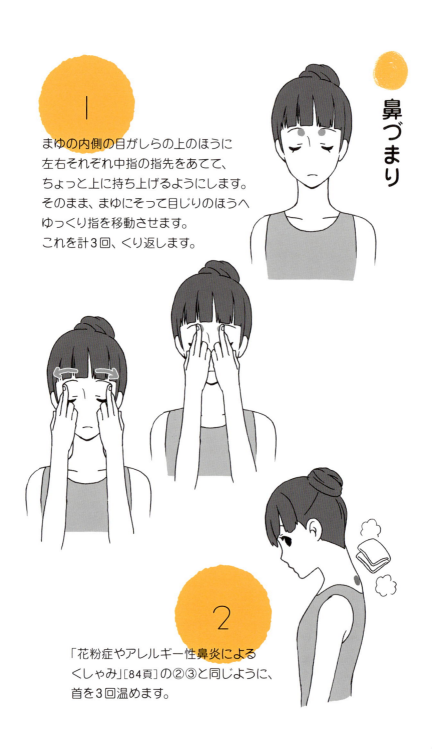

2

「花粉症やアレルギー性鼻炎によるくしゃみ」[84頁]の②③と同じように、
首を3回温めます。

扁桃の痛み

1

左、右どちらか、
扁桃が痛むほうの
足の土ふまずに指をあてます。
「指をあてる」だけで、
押しても、もんでもいけません。

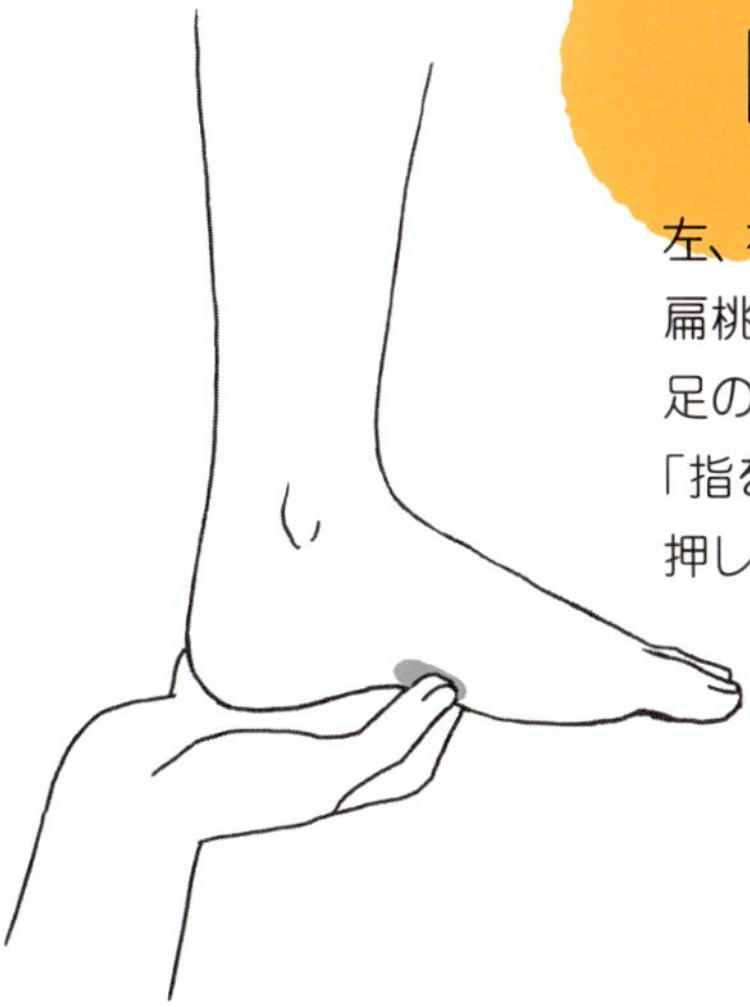

2

指をあてたまま、
指先で息を吸ったり吐いたり
するつもりで呼吸をくり返します
［57頁「合掌行気法」と同じ要領で
呼吸してください］。
20秒ほどたったら、
いったん指を離してください。
そして5秒ほど休憩したら、
また指をあてて20秒、呼吸し、
また5秒休憩。
最後にもう一度、指をあてて、
20秒、呼吸して終わりです。

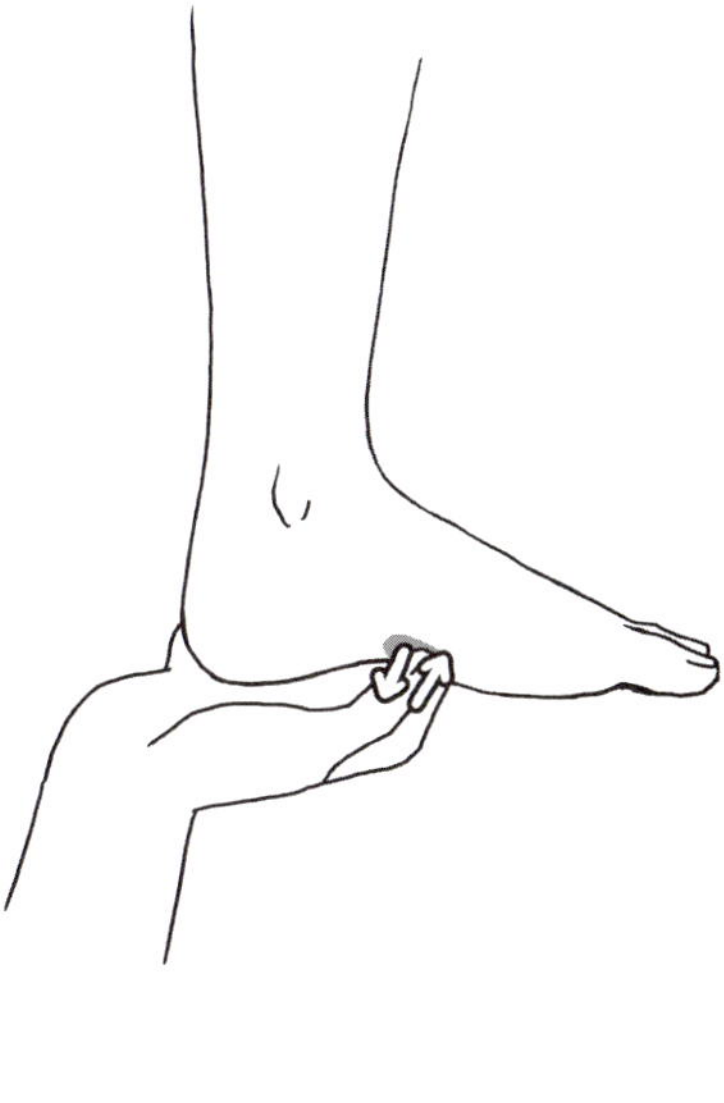

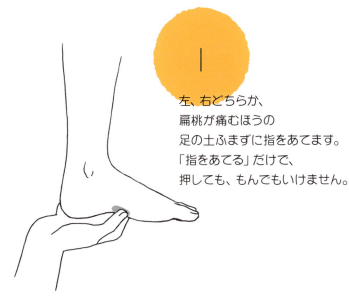

ちくのう症体操

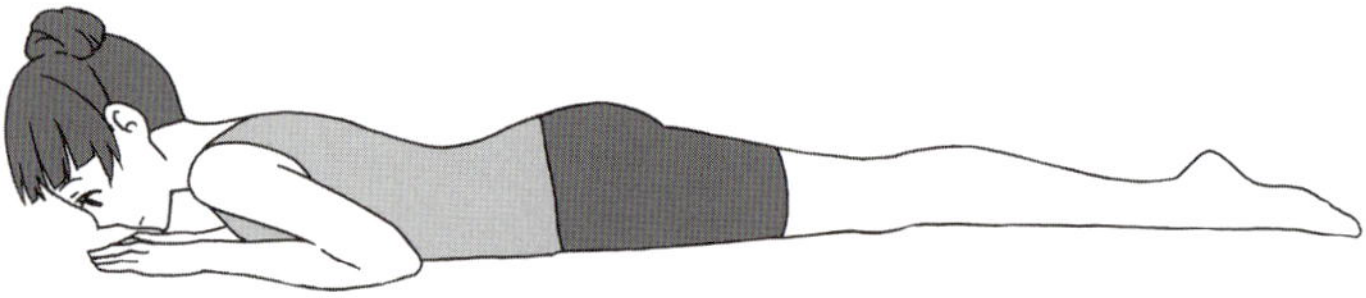

1

うつ伏せに寝て、
少し顔を浮かせます。

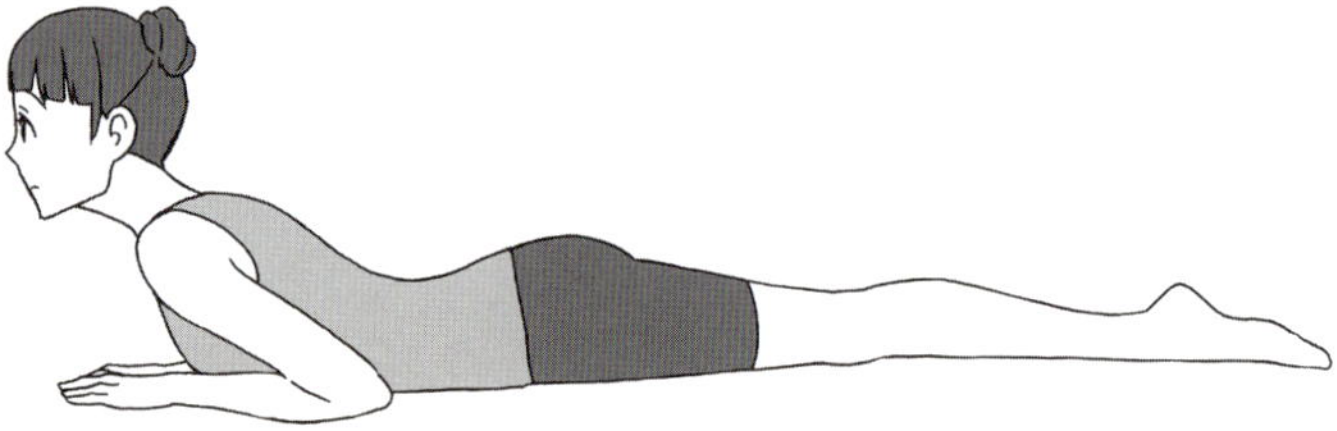

2

うつ伏せの時、顔があったあたりに両手を置き、
ヒジまでペタッと床につけます。
そのままの形で胸をはるようにして、
上半身を起こします。

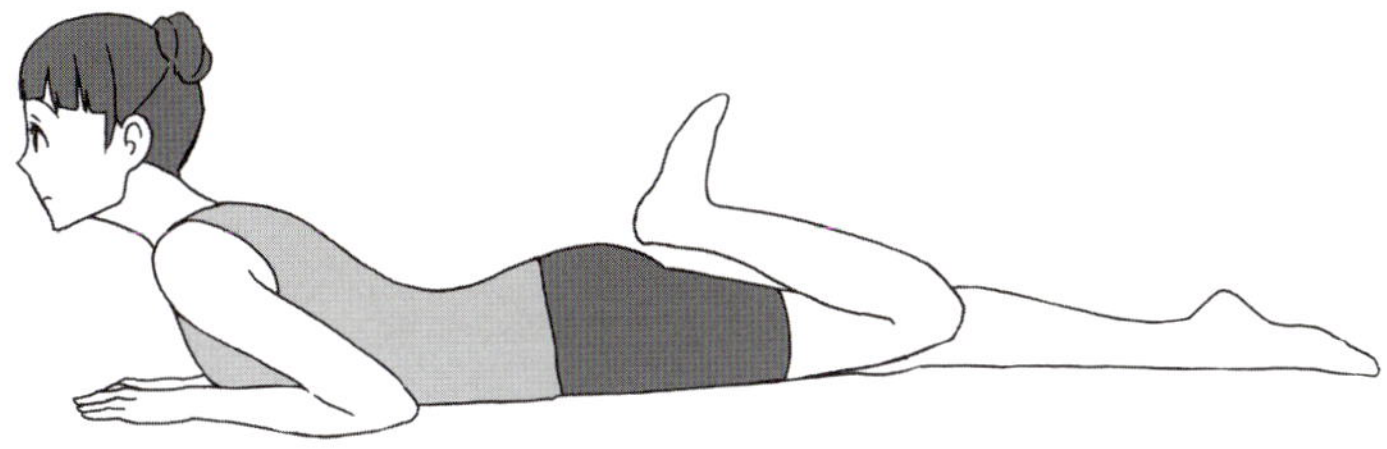

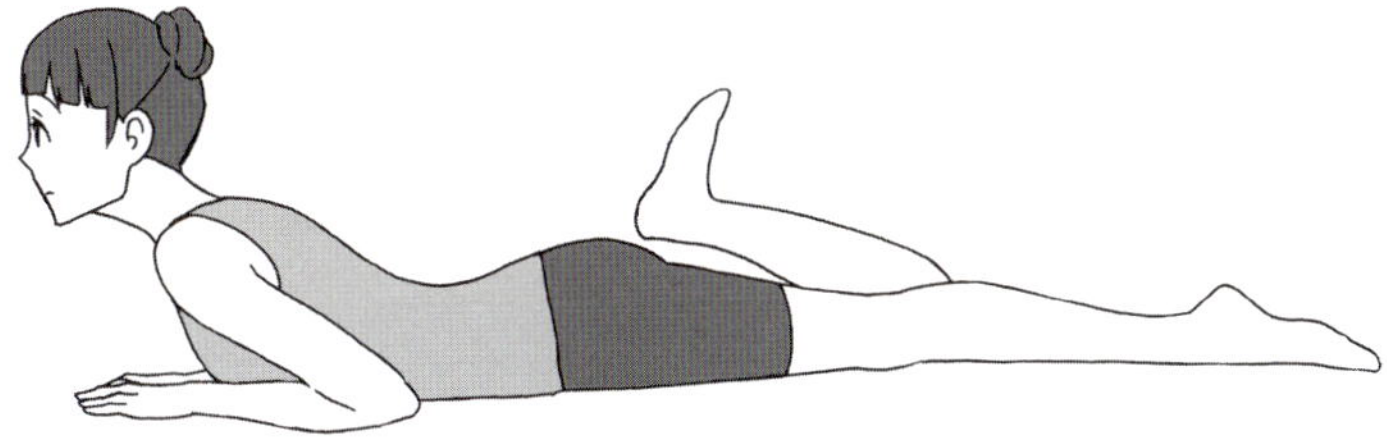

3

そのままの姿勢で、
片方ずつヒザを曲げて交互に
お尻をかかとでたたくように足を動かします。
左右それぞれ1回で1セットとして、
これをリズミカルに20セット、やってください。

かかとがお尻につかなくても、
がんばって、やってみましょう。

口内炎

1

左右どちらか、
口内炎ができているほうの
手首をそっと持ちながら、
ヒジを軽く曲げてみます。

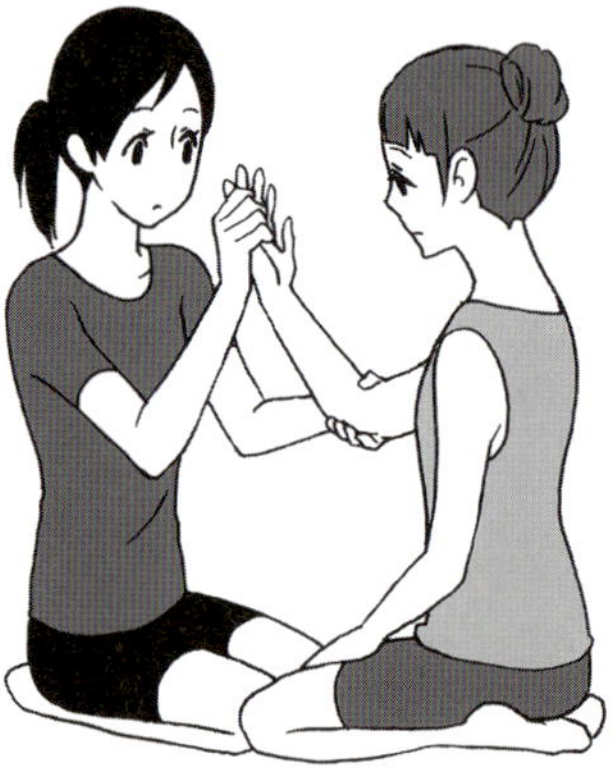

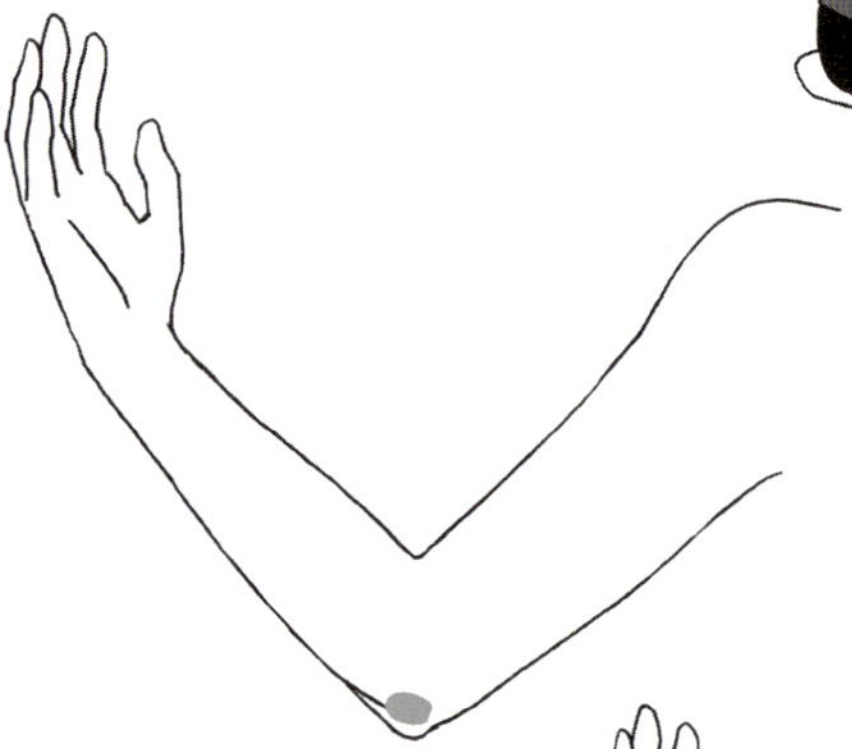

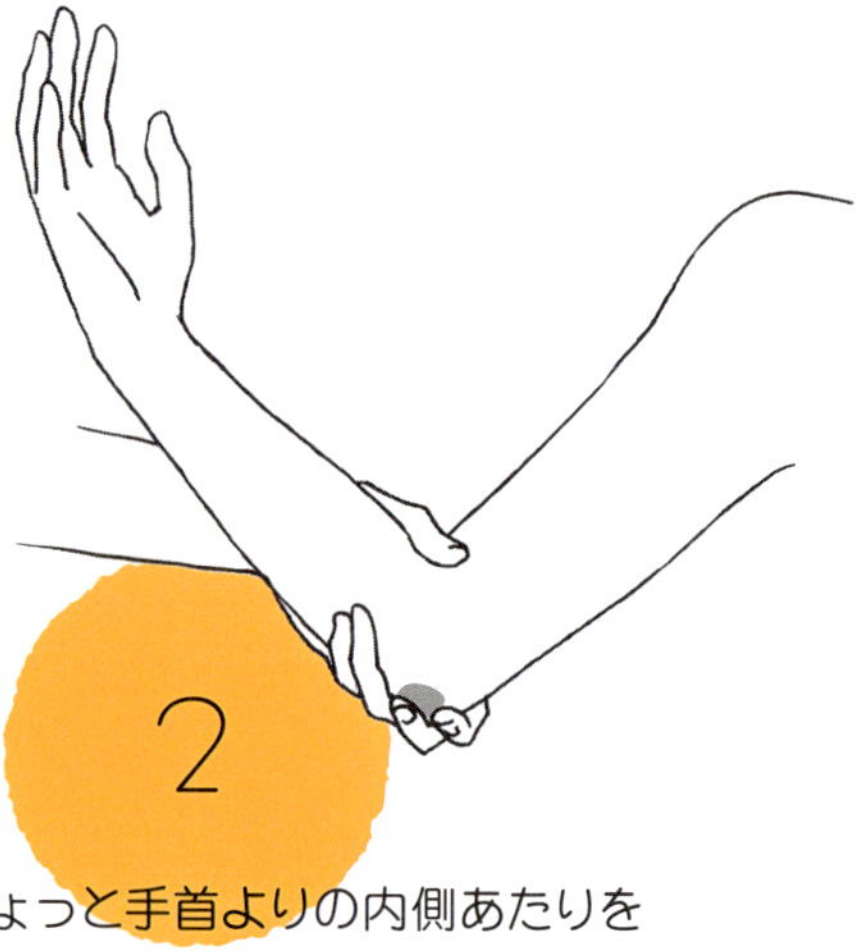

2

ヒジの曲がり角からちょっと手首よりの内側あたりを
弱くはじくと小指にピーンと響くところがあります。
そこを指で軽くおさえてください。
しばらくすると、痛みがなくなってきます。

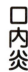

歯痛

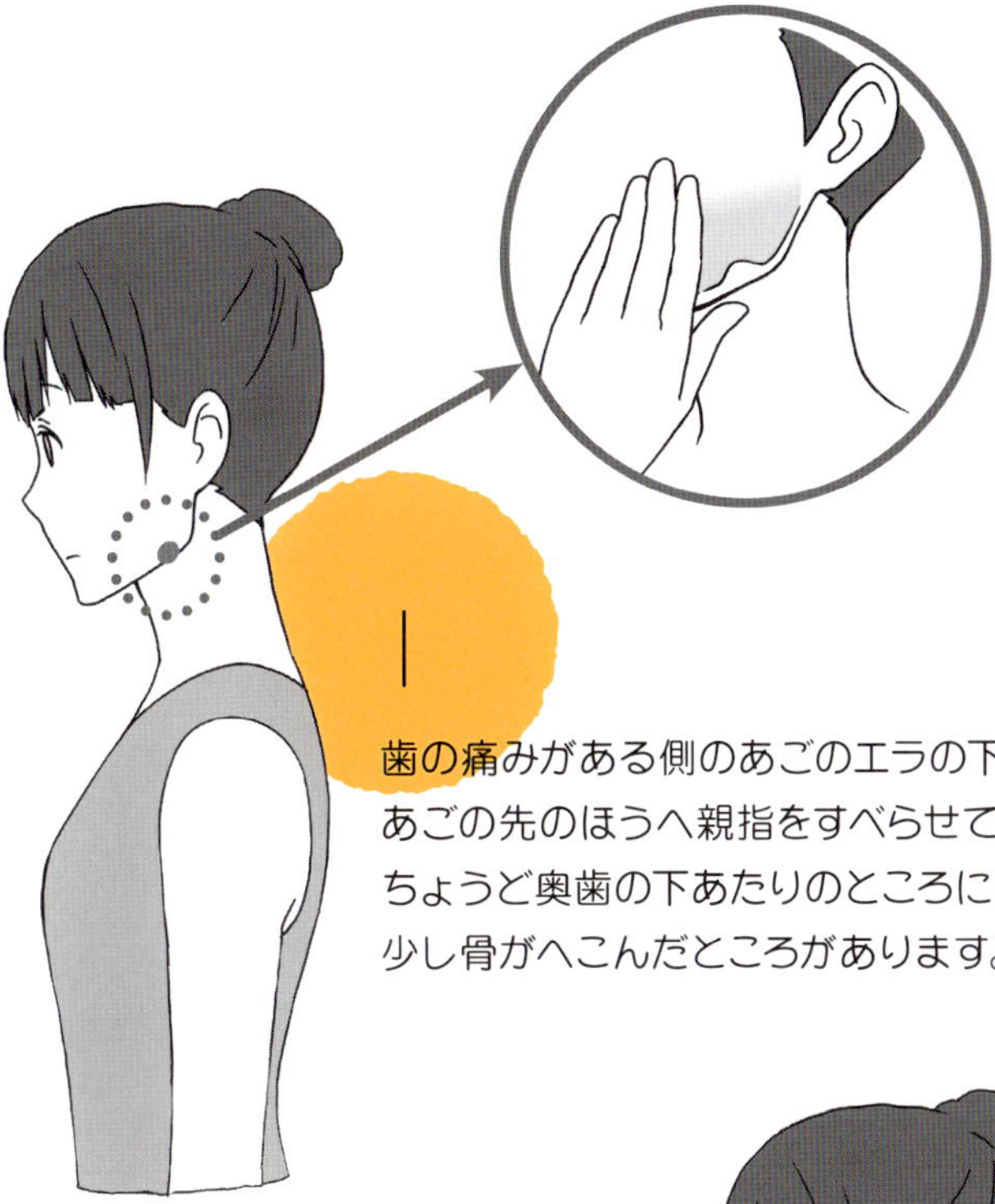

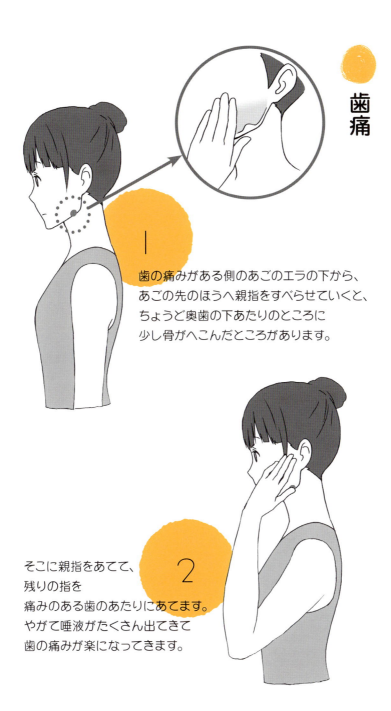

1

歯の痛みがある側のあごのエラの下から、
あごの先のほうへ親指をすべらせていくと、
ちょうど奥歯の下あたりのところに
少し骨がへこんだところがあります。

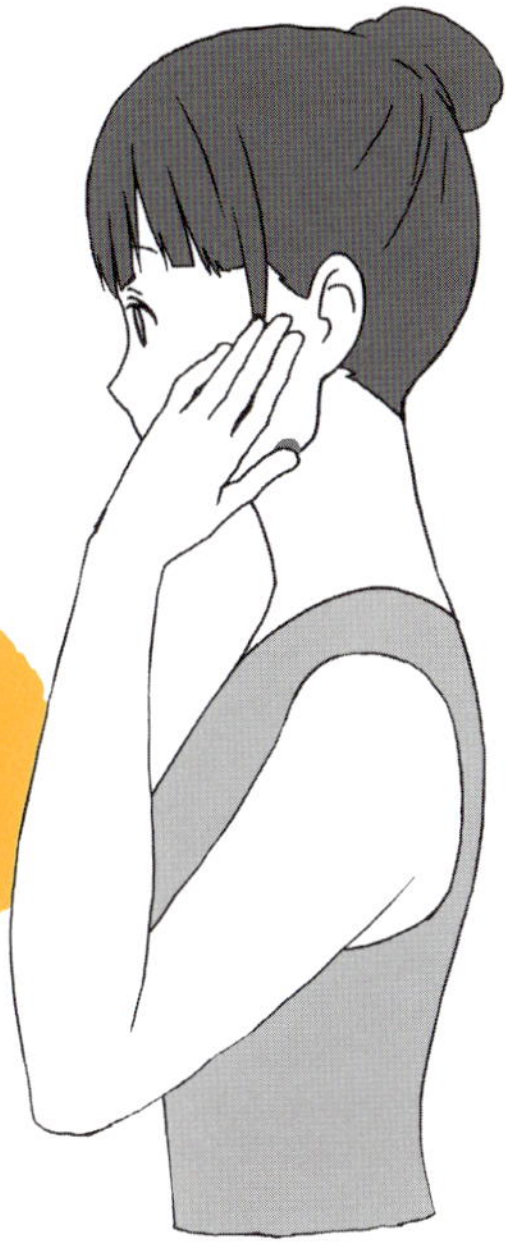

2

そこに親指をあてて、
残りの指を
痛みのある歯のあたりにあてます。
やがて唾液がたくさん出てきて
歯の痛みが楽になってきます。

頭痛

一口に「頭が痛い」といっても、いろいろな種類の頭痛がありますよね。ズキズキしたりガンガン痛んだり、ジーンとしみるような感じだったりと、さまざまです。それは、頭の中に原因があるのではなく、体の他の場所の調子が悪くなって、それが頭痛という症状になってあらわれていることがあるからです。

たとえば、生理中の頭痛はよく知られていますが、三叉《さんさ》神経の不調が原因で起きる頭痛もあれば、目の疲れから起きるものもあり、便秘が原因になっている場合もあります。

こういったさまざまな理由で頭痛は起きるわけですが、これからお教えする2つの方法は、すべての頭痛に効きますので試してみてくださいね。

考えごとや悩みの種が頭を痛ませることもあります。そんな時は、「花粉症やアレルギー性鼻炎によるくしゃみ」［84頁］でお教えした①の方法がおすすめです。

頭が重い、すっきりしない

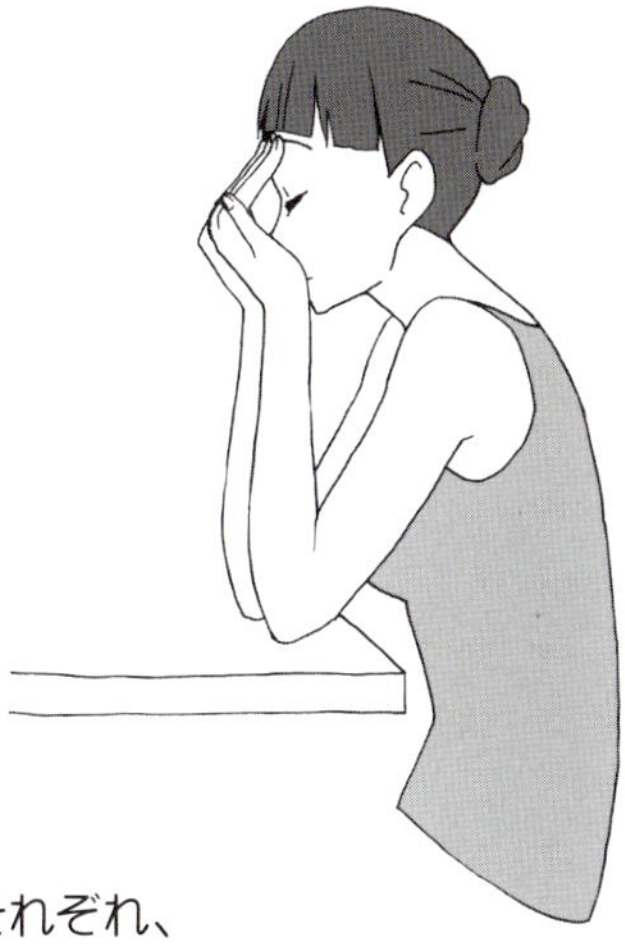

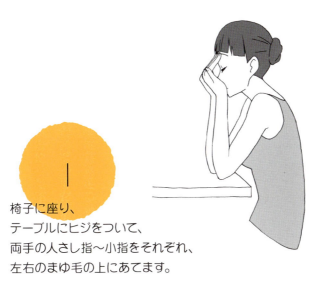

1

椅子に座り、
テーブルにヒジをついて、
両手の人さし指～小指をそれぞれ、
左右のまゆ毛の上にあてます。

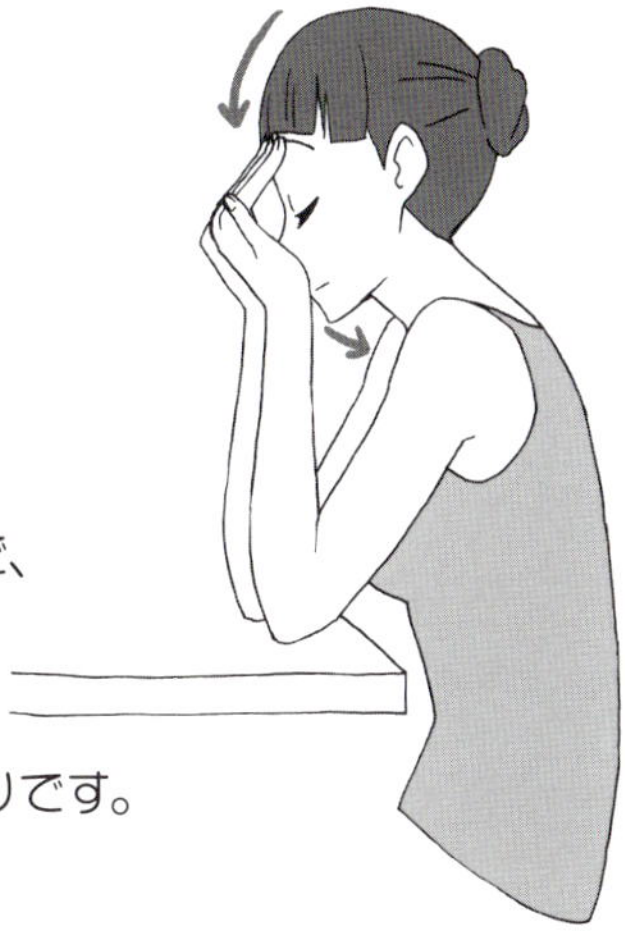

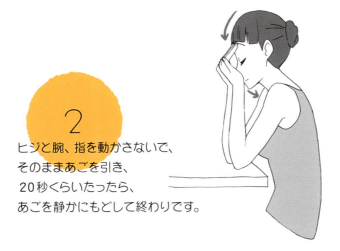

2

ヒジと腕、指を動かさないで、
そのままあごを引き、
20秒くらいたったら、
あごを静かにもどして終わりです。

この方法は1日、多くても2回まで。
それ以上はやらないでくださいね。

偏頭痛

偏頭痛にもいろいろありますが、まずは安全な偏頭痛の対処法をお教えします。

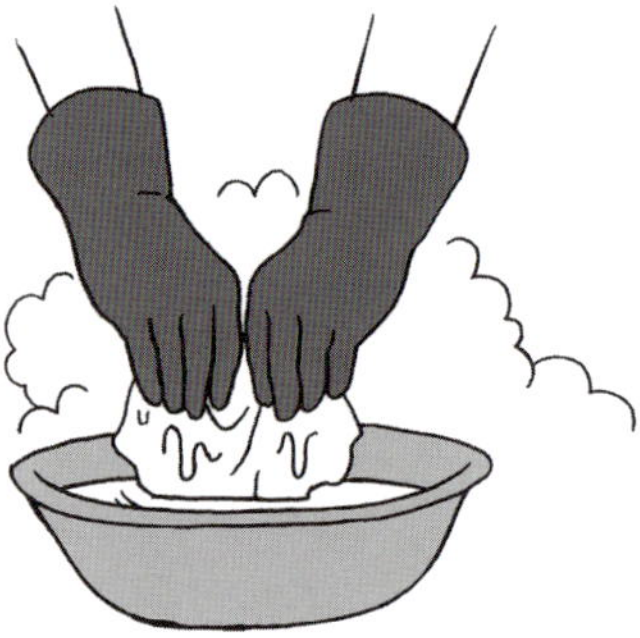

1

熱いお湯で
蒸しタオルをつくります。

※タオルは必ず熱いお湯で温めてください。
レンジで熱くしたタオルは、単に熱いだけで効果が期待できません。
※タオルをしぼる時は、やけどをしないように必ずゴム手袋を使ってください。

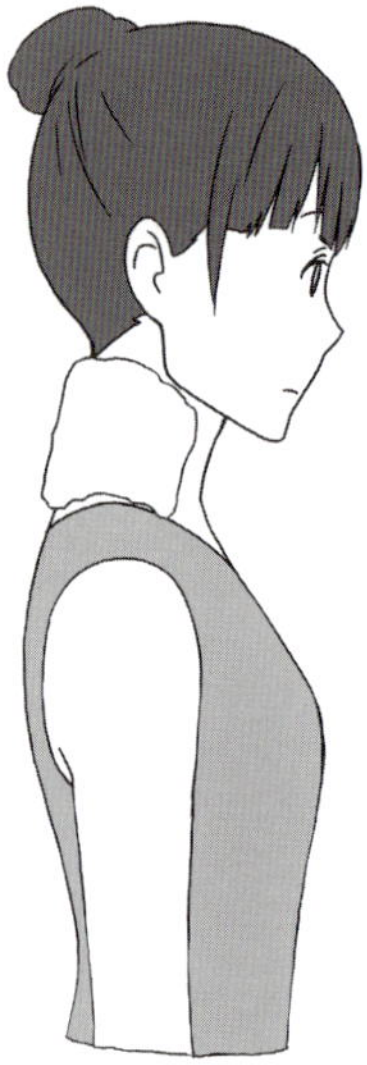

2

首のうしろの中心から、
首の横のちょっと前
（あごの角と
鎖骨までのあいだ）まで、
まず右側を蒸しタオルで
まくようにして温めます。

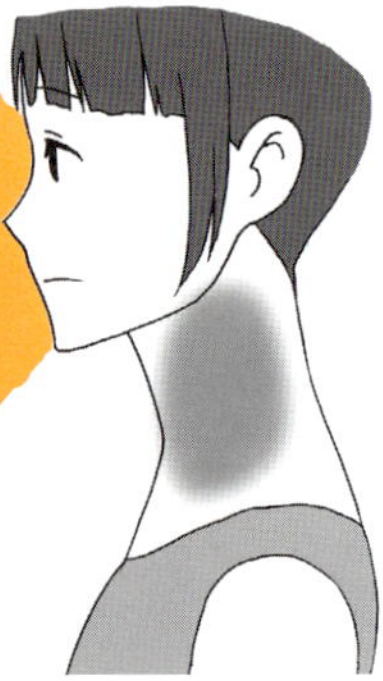

3

タオルが冷めてきたら、
また蒸しタオルをつくって、
今度は首の左側を温めます。

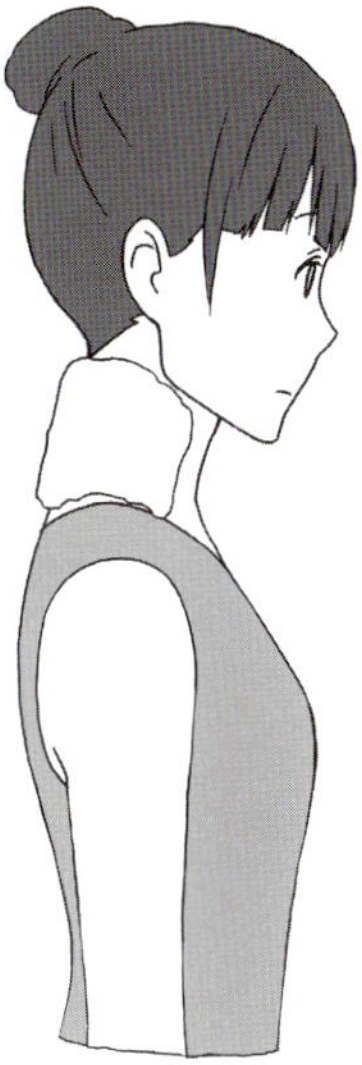

4

冷めたら、もう一度、
首の右側を蒸しタオルで温めます。

※右、左、右…の順番で温めますが、けっ
して右だけを続けて温めるようなことは
しないでください。効果がありません。

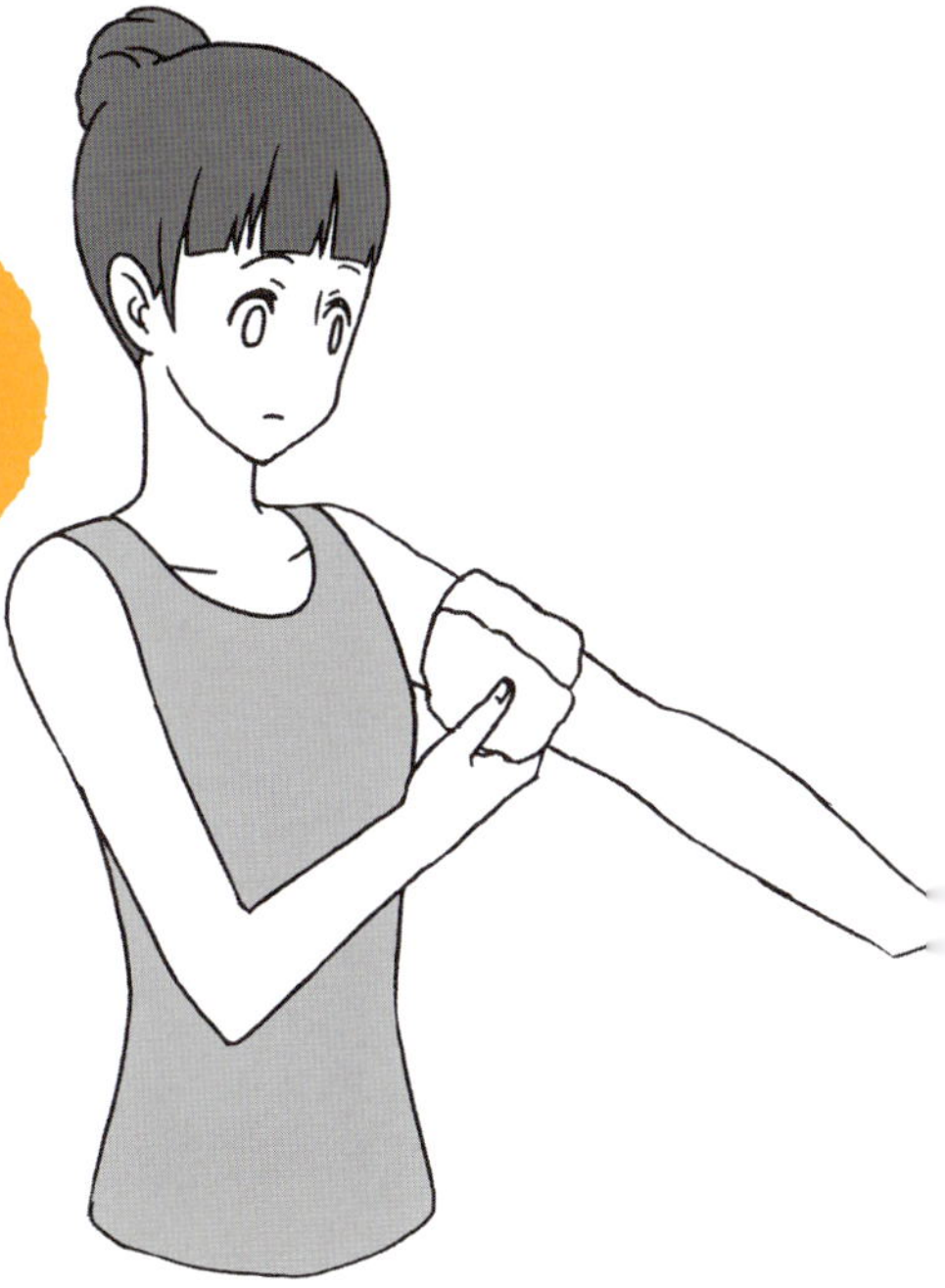

5

④までやって効果がない時、
左右どちらか、
頭が痛みを感じるほうの
肩とヒジのあいだの部分
（カコブができるところ）を、
蒸しタオルで1周巻きます。

6

タオルが冷めたら、
蒸しタオルをとりかえて、また温めます。
これを計3回、くり返してください。

首・肩・背中

首は、頭と胴体をつないでいるとても大切なところですが、頭や胴体よりも細くなっているのが普通ですよね。また、首を支えている骨というのは、7つの骨が重なっているという、実に不安定なつくりになっています。

ですので、わたしたちの頭を支えているのは、実は首の筋肉ということになります。

電車に乗ると、よくいねむりをしている人を見かけますよね。その人たちのことをちょっと思い出してみてください。誰も正面を向いて眠っていませんよね。頭というのは、目ざめている時に直立していても、いねむりをすると上を向いたり、下を向いたりしています。それは、首を支えているのが筋肉の緊張だからなのです。

ですので、首はわたしたちが思っている以上に繊細で弱いもの。しかも、首からはさまざまな神経が出ていて、首を痛めると、肩や腕、脚だけでなく、耳、鼻、のどにまで影響を与えてしまいます。

ですから、けっして乱暴なあつかいをしないようにしてくださいね。

冬に首が冷えると、頭の血管に影響をおよぼしたりします。夏であっても要注意。かいた汗をふかないでいると、首が冷えてきます。冬はマフラーをし、夏は汗をかいたら必ずふくようにして、首をいたわってくださいね。

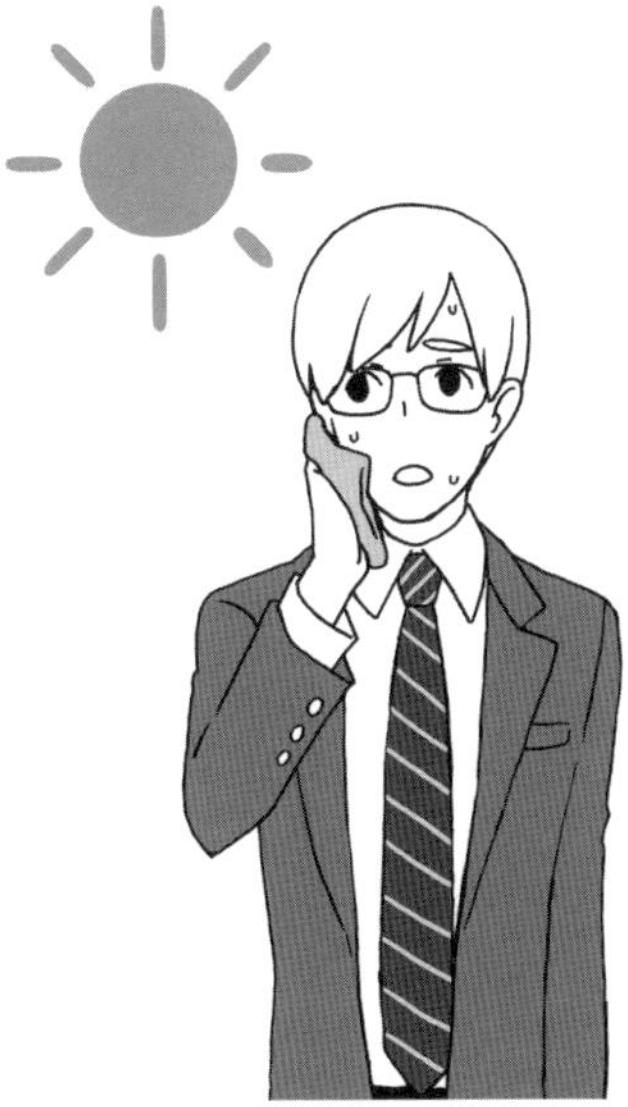

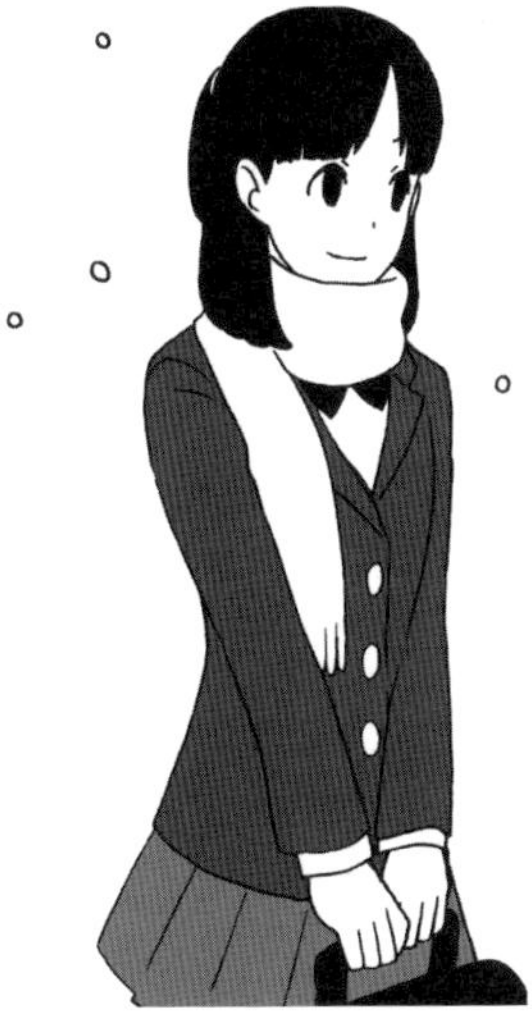

首や肩、背中のこり、四十肩・五十肩

頭が緊張している状態が続くと、首や肩にこりを感じます。目が疲れることでこりを感じることもあります。やがて、それは背中のこわばりにまで発展します。そうなると、いくらもんでもたたいても、一時的には楽になっても、すぐにまたこってきてしまうのです。

いくつかの方法をお教えしましょう。まずは論より証拠。試してみてくださいね。

また、目の疲れからくる首や肩、背中のこりには「視力回復体操」〔80頁〕も効きます。目が原因なのに、気がつかないまま、こりに悩んでいる方は、案外、多いものですので、こちらも併せて、やってみてください。

その1

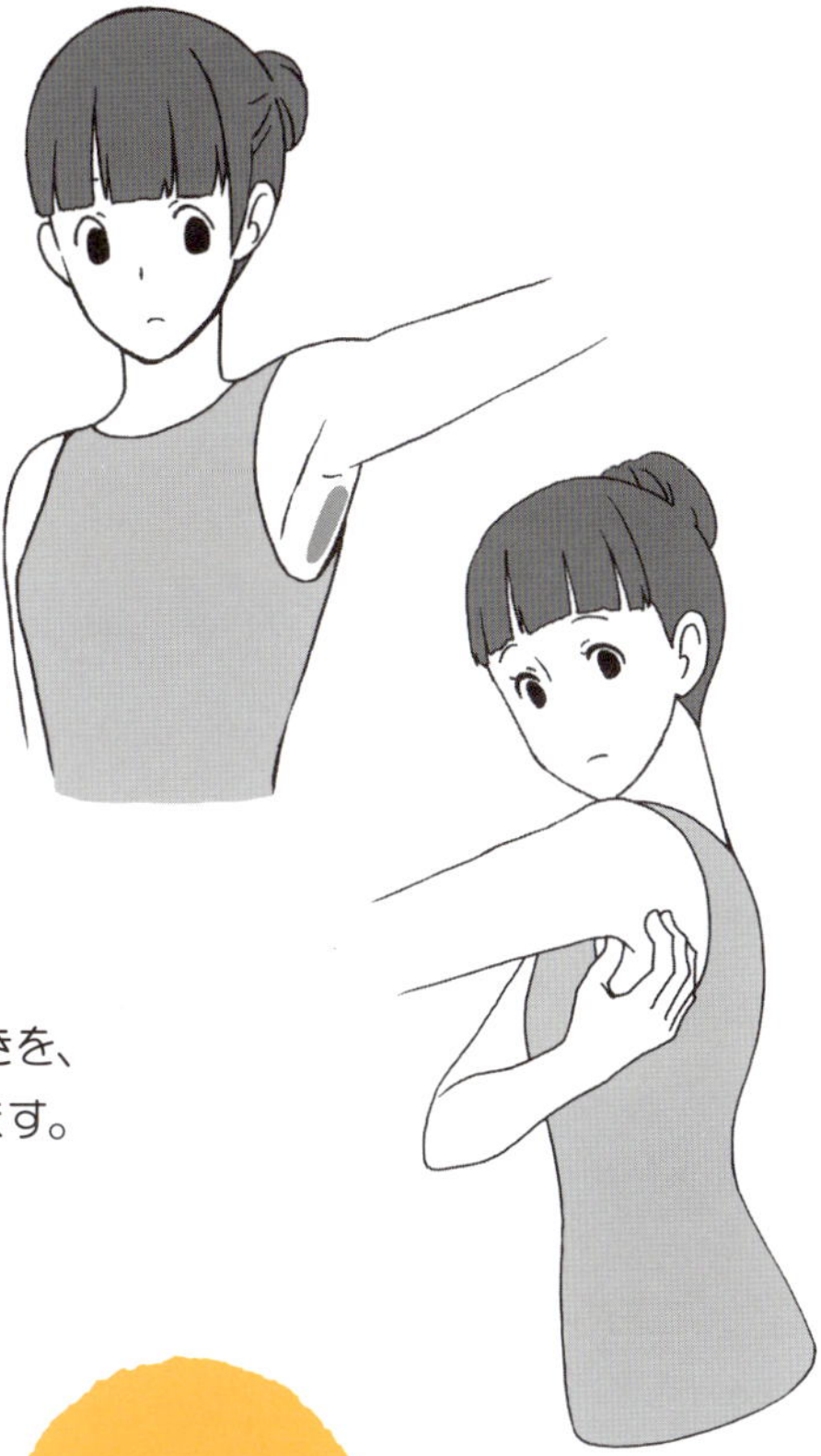

1

腋《わき》の下を手でさわると、
前のほう（胸側）と、
うしろのほう（背中側）に
水かきのような筋肉が
あるのがわかります。
そのうしろのほうの水かきを、
左右の腋ともさわってみます。

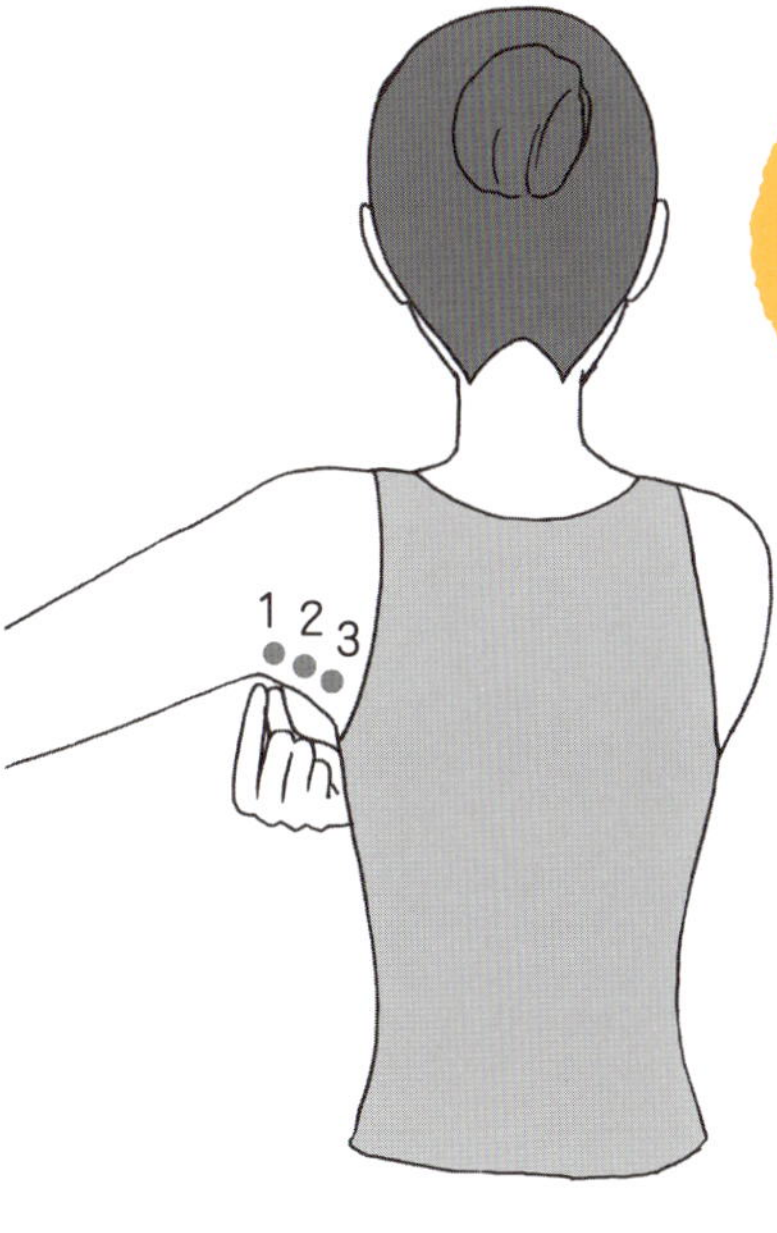

2

左右どちらか、硬いほう
（同じくらいだったり、
どちらかわからない時は、
どちらでも好きなほうで
結構です）の水かきを、
腕の付け根から体の付け根にかけて
（つまり、図の1，2，3の順に）
3カ所を親指と人さし指でつまんで、
下に向けてちょっと引っぱります。
結構痛いので、人にはお願いせず、
自分でつまんで引っぱってくださいね。

その2

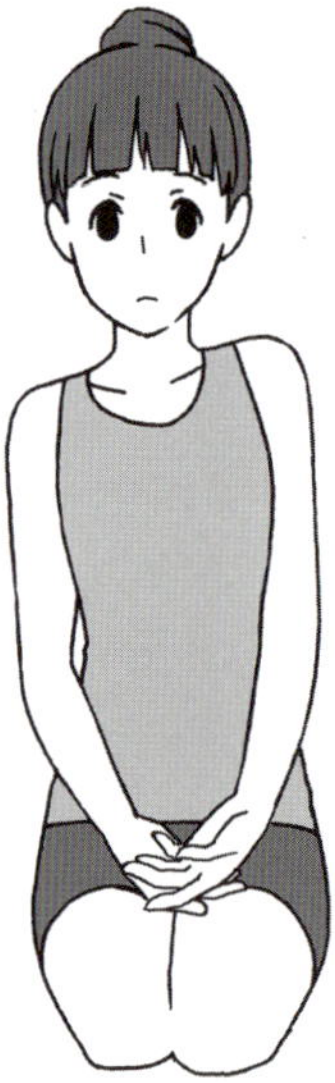

1

左右の肩を上げ下げしてみて、
こっている側の肩を少し持ち上げます。

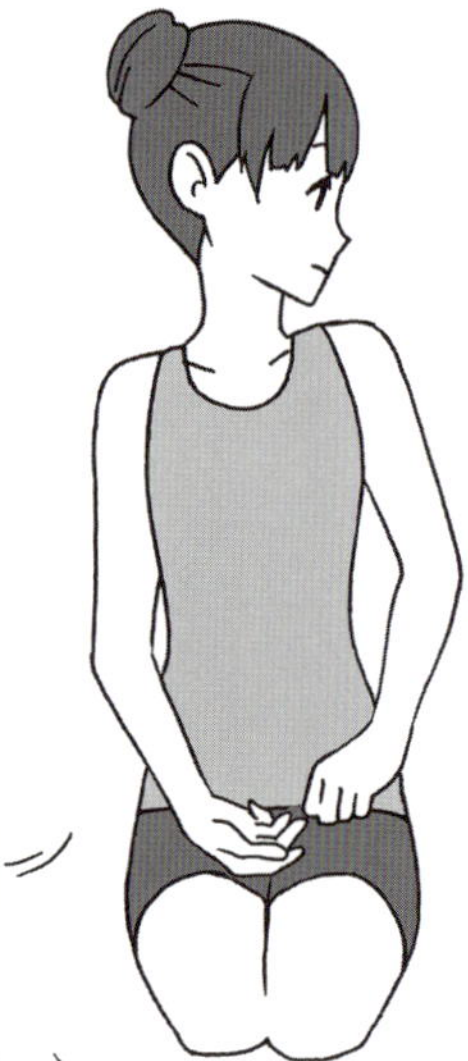

2

持ち上げた肩を見るように
顔を横に向け、
同じ側のヒジを軽く曲げて
うしろに引きます。
1、2、3と数え終ったら、
肩をストンと落とし、
同時に顔を正面にもどします。
①②を計3回、
くり返して終わりです。

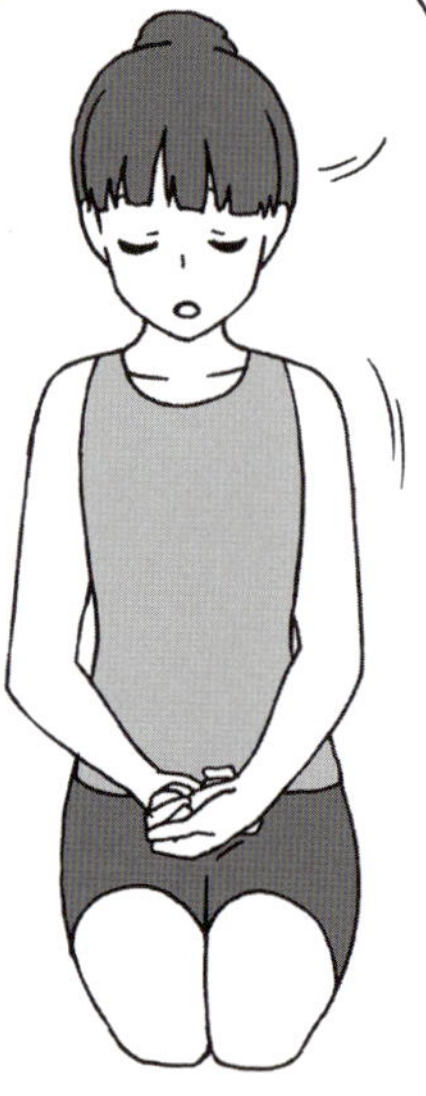

※①〜②は、こりを感じるほうだけで
やってください。両方はいけません。

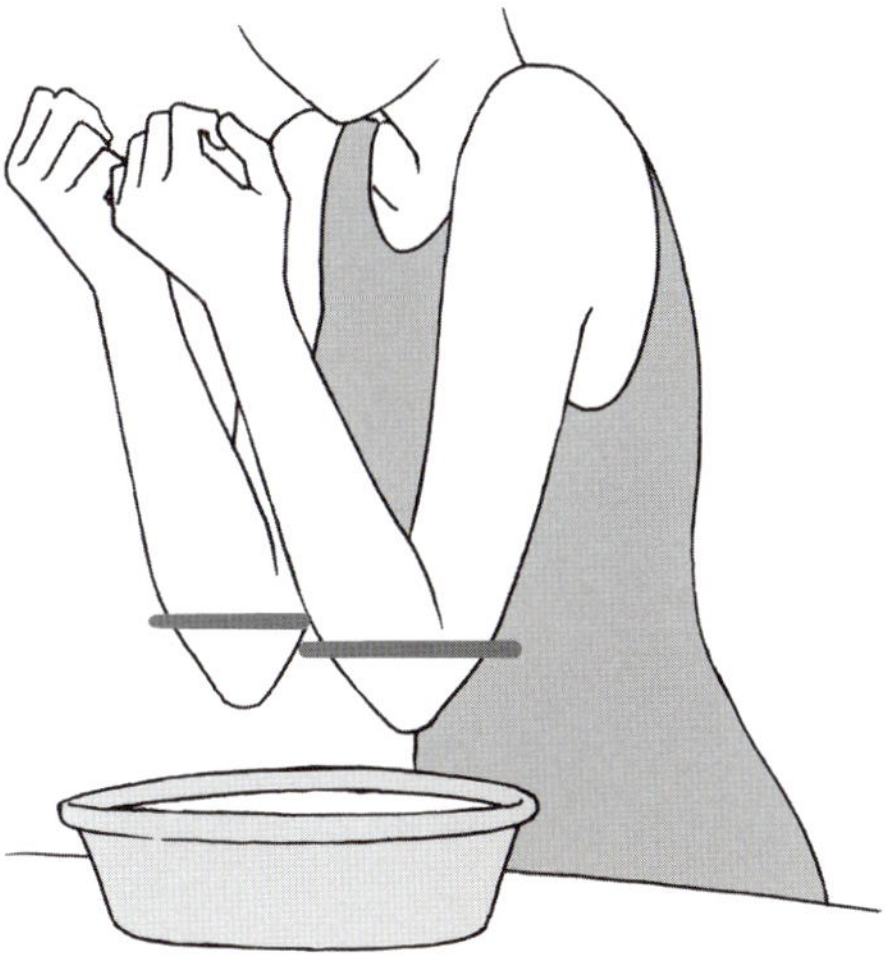

3

洗面器に、指を入れて
「熱い」と思うけれど、
がんばれば入れることができるくらいの
温度のお湯を入れてください。
その中に両ヒジをVの字に曲げて、
その先端をすっぽりとつけて、
5分間温めます。

お湯にヒジをつける時、
最初は熱くてもがまんして
がんばってくださいね。
首、肩、背中が楽になってきます
（けれども、くれぐれもやけどしない程度に）。

腰

今の日本人は、昔と比べて腰に力のない人が増えているようです。すぐにしゃがみこんだり、ねそべったりしている人をよく見かけますよね。あれは、腰に力がないから、ああなってしまうのです。また、なかなか決断できなかったり、すぐに感情的になったり、がまんができなくなるのも、腰に問題があることが多いのです。

腰には背中に沿って、骨が5つあります。骨盤より上のほうに3つ、下のほうに2つの計5つです。これらを「腰椎《ようつい》」といいますが、それぞれ上から1番、2番、3番、4番、5番と番号が振られています。おへそのちょうど真裏にあるのが腰椎の3番で、それが腰の中心にあたります。

1番は、腰のどこが悪くても痛みを感じる骨です。この骨の位置が狂うと、伸び上がる動作ができません。

左右どちらかに上半身を曲げた時に痛みを感じるのは、2番が原因です。

3番は、さすがに中心だけあって、これを痛めると、まったく身動きがとれなくなり、寝がえりもできません。

4番は、生理関係やお産に関わるので、むやみにはさわらないようにします。

前屈姿勢や椅子に座る時、立ち上がる時に痛いのは5番が原因です。

まずは、このことを軽く頭に入れておいてくださいね。これにあわせて、これから腰の整え方をお教えします。

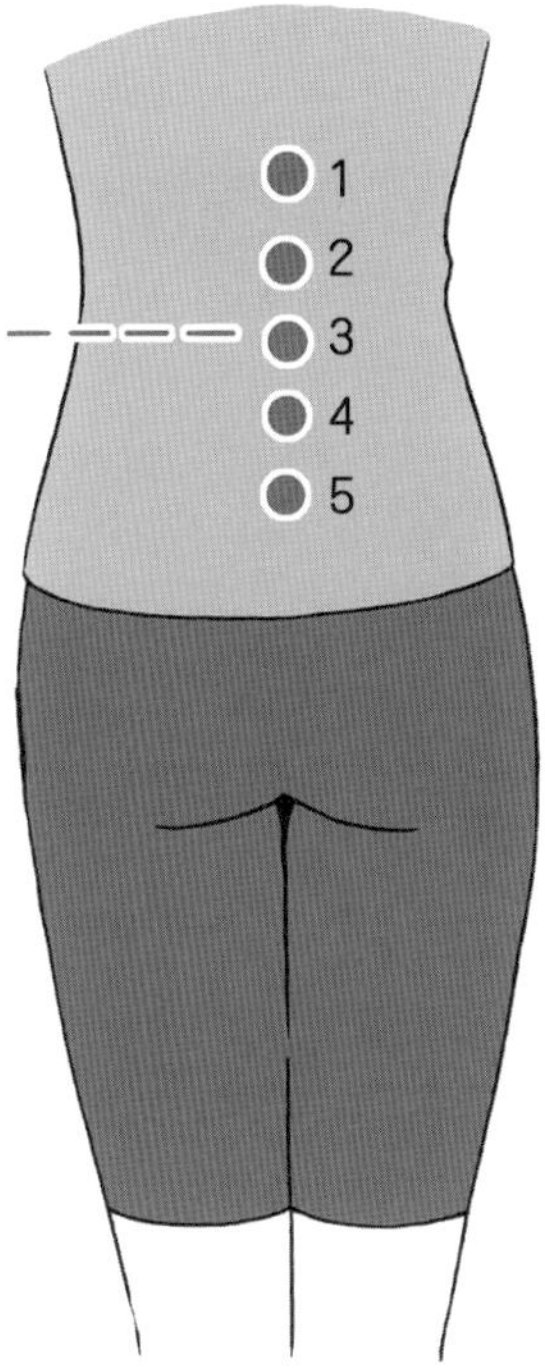

おへその真裏、ウエストくらいに3番があります。

基本的対処法

腰の調子が悪い時は、どんな原因であっても、まず、次の対処法をとってください。

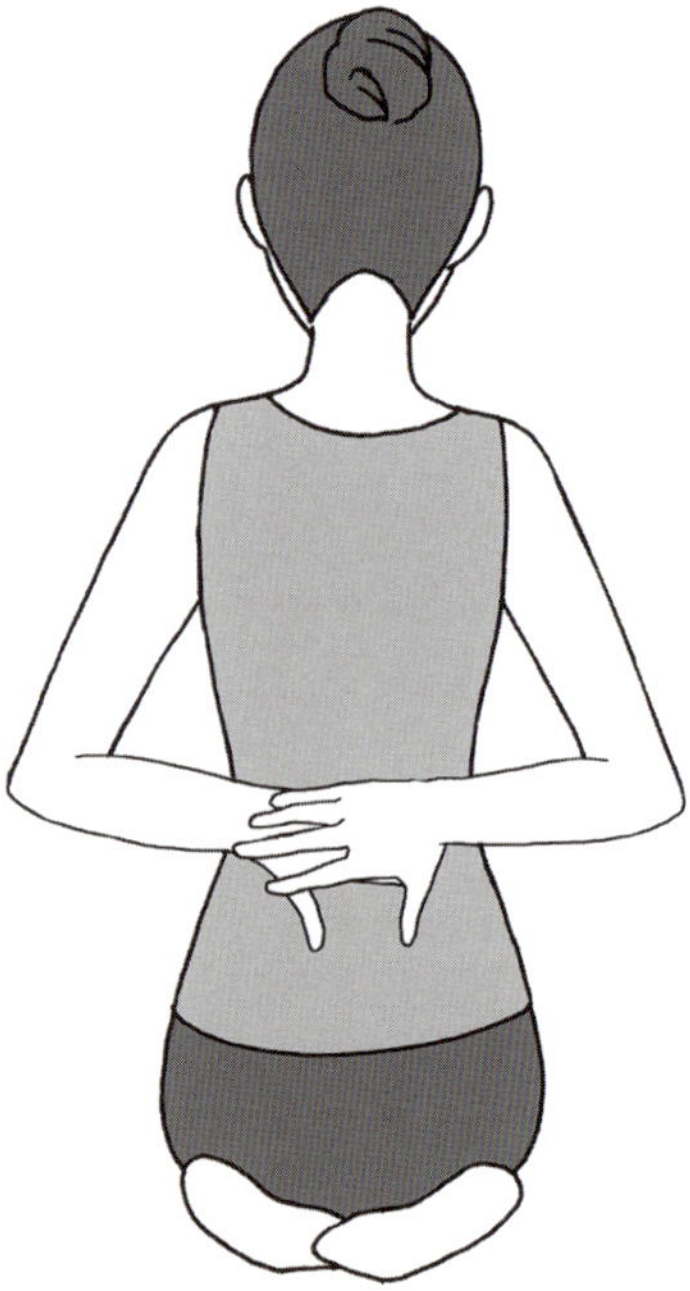

1

腰の調子が悪い時、
どんな場合でも痛むのは
腰椎《ようつい》の1番です。
まず、ここに軽く手をあてます。

2

そのままの姿勢で、
合掌行気法[57頁]と同じ要領で
呼吸をくり返します。
少しずつ、温かくなって、
痛みが楽になってきます。

3

次に、102～103頁でお教えした痛みを感じる動作に
あわせた骨に手を置きます。
たとえば上半身を左右に曲げて
腰が痛むのであれば
2番に手をあててください。
前屈姿勢、椅子に座る時や、
立ち上がる時に痛いのであれば5番です。

4

骨に手をあてたまま、
②と同じ要領で
呼吸をくり返します。

まず、これが基本で、症状によってこれからお教えする方法を試してみてください。

痛み別の対処法

腰椎《ようつい》の4番、つまり生理やお産に関係する痛みと、それ以外の腰の痛みの対処法はまったく異なりますので、注意してください。

4番以外が原因の場合

生理やお産で腰が痛む人は絶対に
やってはいけません。

1

あおむけになって、
おなかに手をあて、
おへそを中心にして
時計回りに軽くさすります。

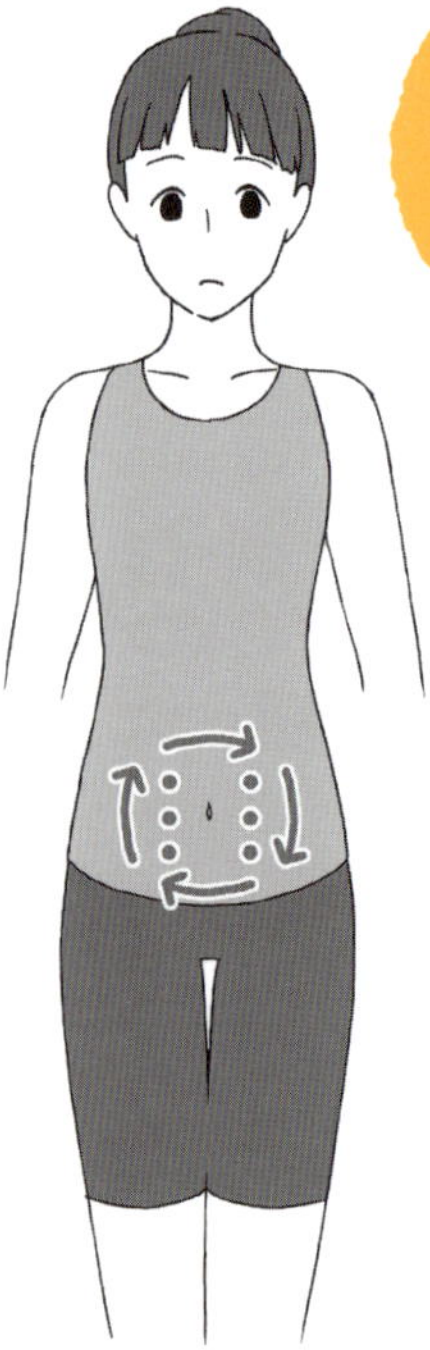

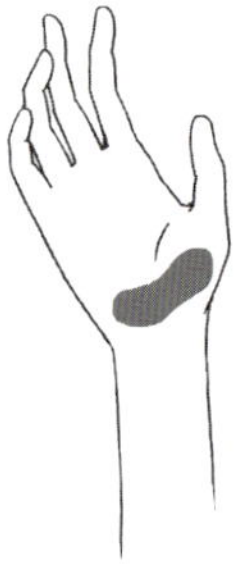

この辺りで
軽くさすります。

2

うつ伏せになって、
足をできるだけ開きます。
この時に両方の手は
体の両側に伸ばして
おいてください。

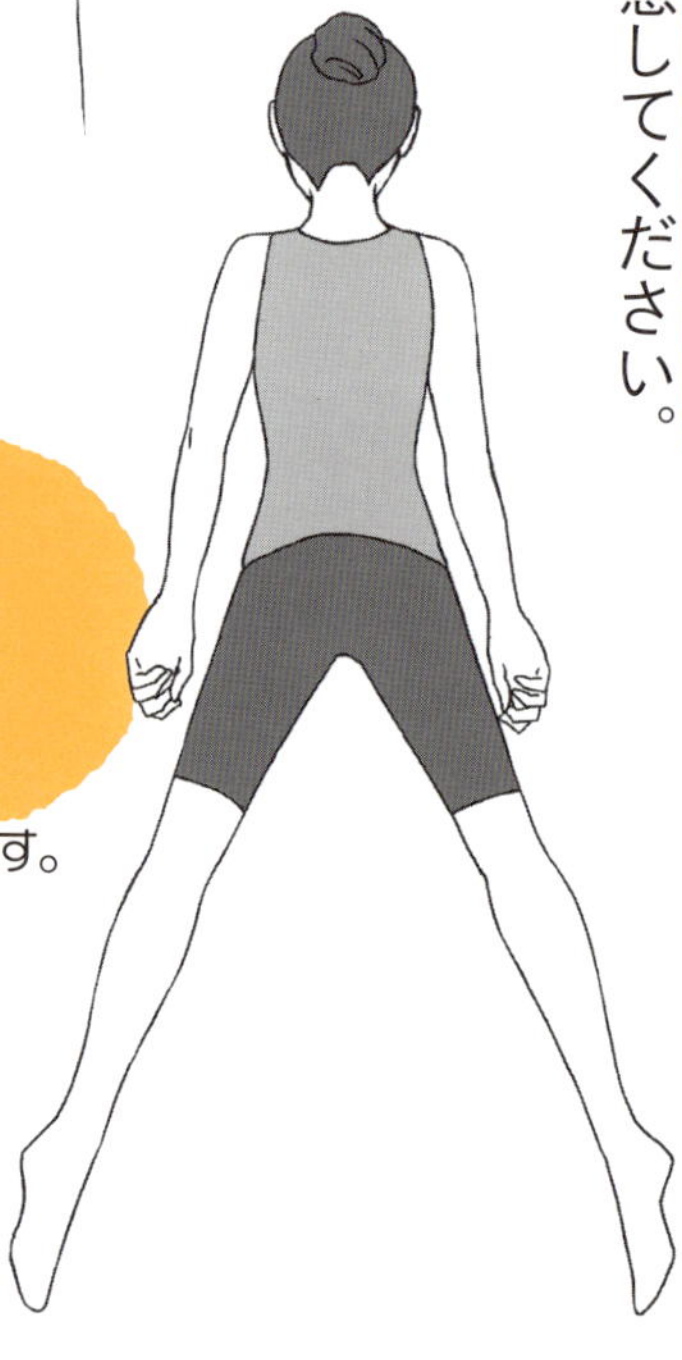

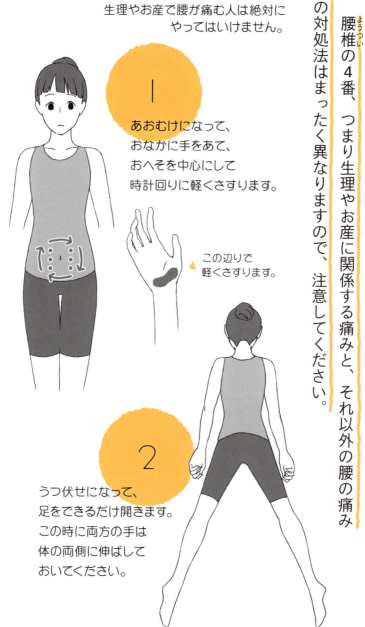

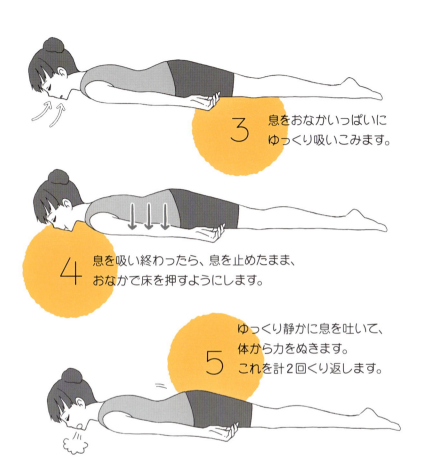

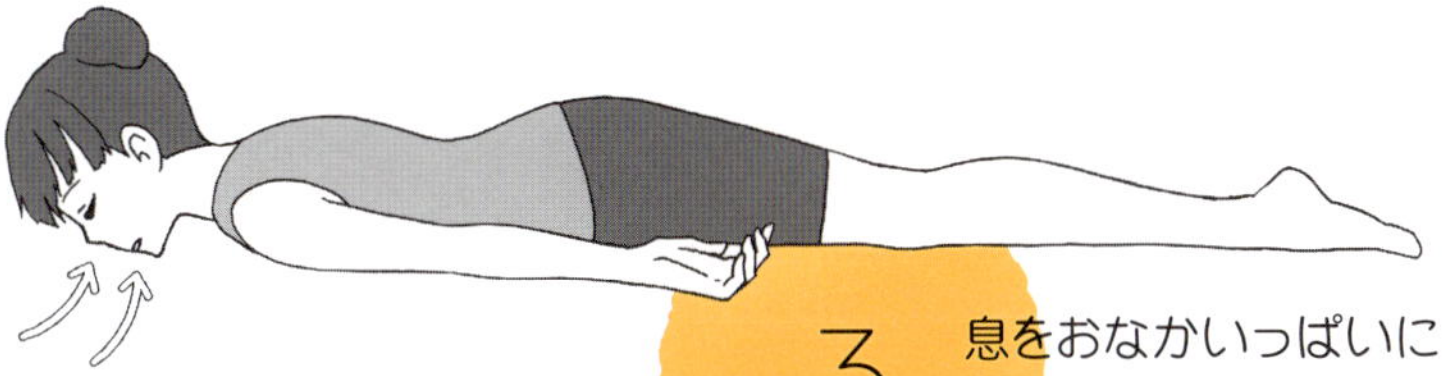

3 息をおなかいっぱいに
ゆっくり吸いこみます。

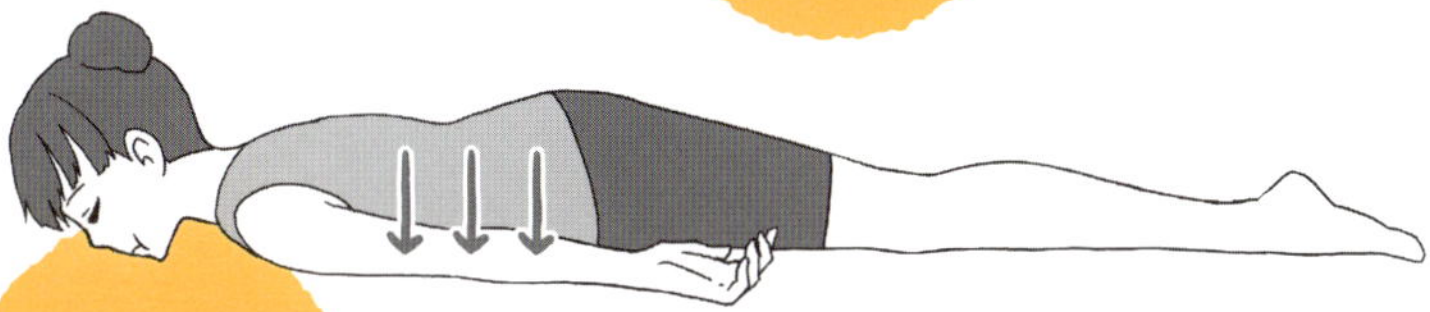

4 息を吸い終わったら、息を止めたまま、
おなかで床を押すようにします。

5 ゆっくり静かに息を吐いて、
体から力をぬきます。
これを計2回くり返します。

4番が原因の場合

女性の方で、生理痛やお産の関係で腰が痛む時には、
熱い蒸しタオルで、
右のヒザ裏からこぶしひとつ下ぐらいの
ところを5～6分間温めます。
おなかが温かく感じてきたら
痛みがゆるんできます。

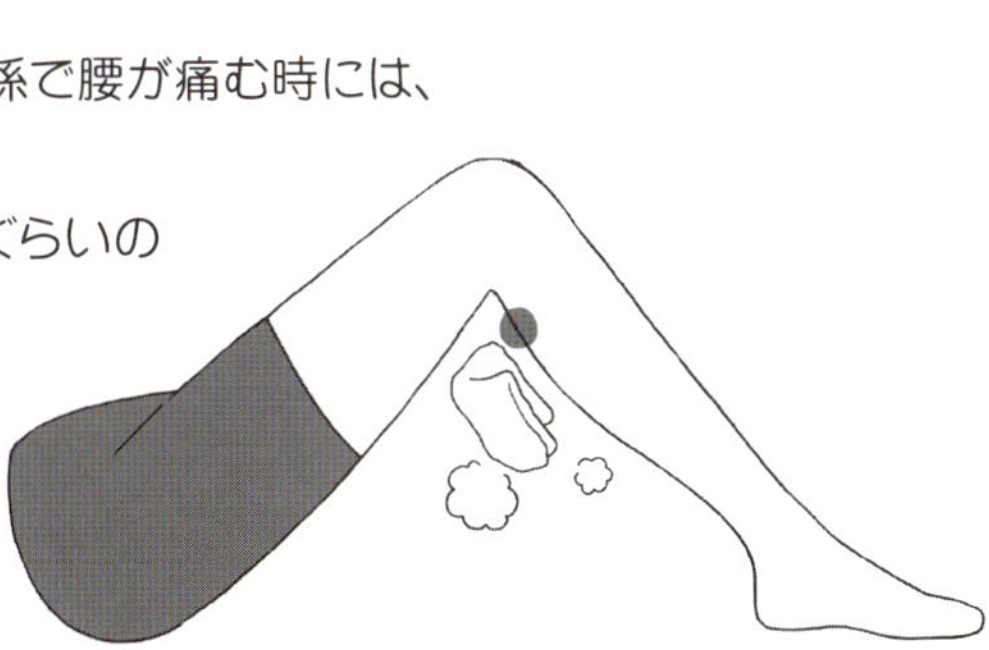

おなかの痛み・便秘

寒い時、冷えたりすることで、おなかが痛くなったりしますよね。胃や大腸といったところは、筒や袋のような形をしていて、食べものを消化していない時は、中身は空っぽの状態です。そういった器官は、実は冷えの影響を受けやすいのです。

そんな時は、ぜひ、脚湯を試してください。

脚湯とは、65頁でお教えした足湯と同じように足を温めるものですが、足湯がくるぶしより5センチ上くらいまでをお湯につけていたのとは違い、これはヒザの上まで温めます。というのも、実は、ヒザのあたりは、胃や腸と深い関わりがあるのです。ですので、ここを温めますと、おなかがポカポカと温かくなり、痛みが楽になります。

また、脚湯は、食あたりや食べ過ぎにも効果があります。試してみてくださいね。

また、胃や腸が炎症を起こした時は、口内炎と同じ方法［90頁］で、右腕のヒジを刺激するのが効きます。

便秘について悩んでいる方は、結構、多いと思いますが、大切なのは、あまり神経質にならないこと。お通じは、毎日ないといけないと思っている人がいますが、別にそんな決まりはありませんよね。

たしかに食生活や生活パターンが変わったり、日常的に体を動かさなくなると、便秘になってしまうことはあります。けれども、深呼吸をしてみたり、少し運動をすることで、体のリズムは整ってくるもの。そのうえで、これからお教えする方法にチャレンジしてみてくださいね。

脚湯

脚湯はヒザの上まで温める方法ですが、ヒザまでお湯につかれる容器はあまりないかと思います。ですので、ここでは、バスタブを使ったやり方をご紹介します。

もし、ヒザまでお湯につかれる容器がありましたら、それを使っていただいても結構です。

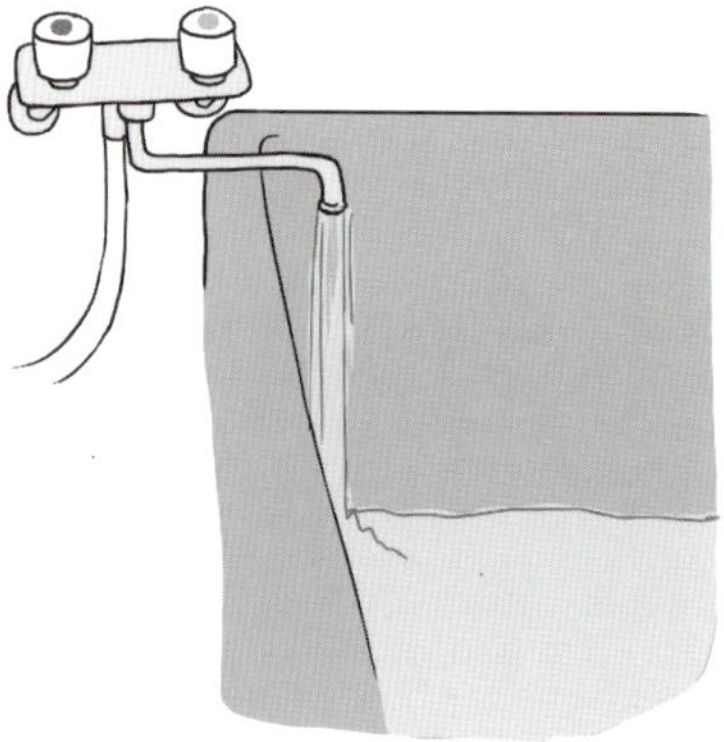

1

バスタブの中でヒザ立ちした時、
ヒザ上までがつかる深さまで
（バスタブですと
15センチくらいでしょうか）
お湯を注ぎます。
お湯の温度はいつも入る
お風呂の温度より2〜3度
熱くしてください。

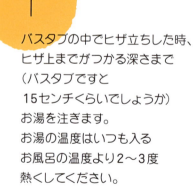

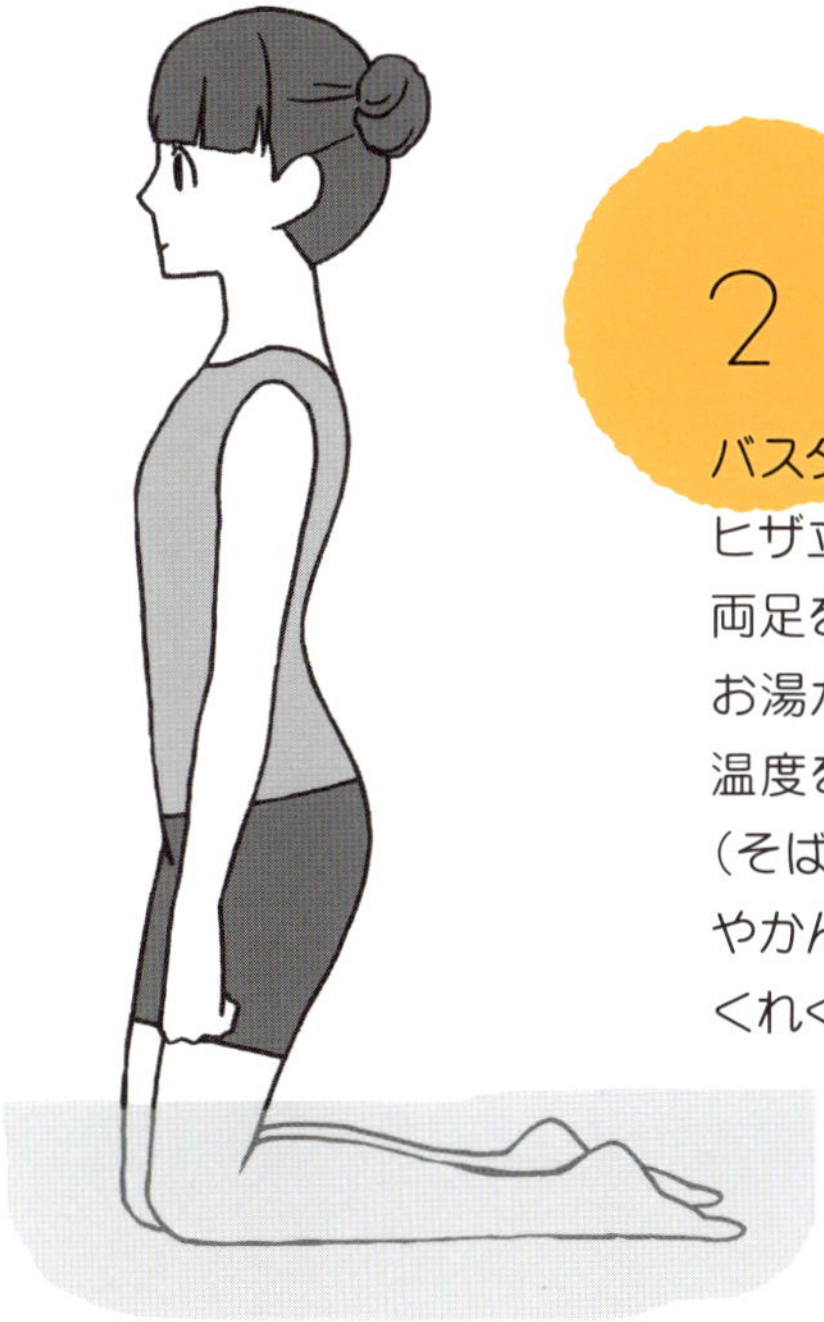

2

バスタブのお湯の中に、
ヒザ立ちの姿勢で入り、
両足を6分間、温めます。
お湯が冷めたらさし湯をして、
温度を保ってください
（そばに、熱いお湯が入った
やかんなどを用意するといいでしょう）。
くれぐれも、温度は下げないように。

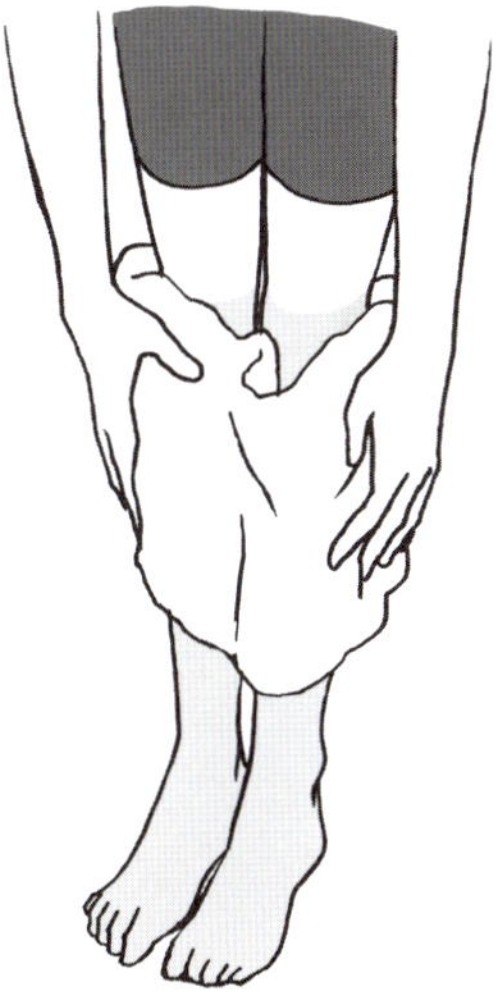

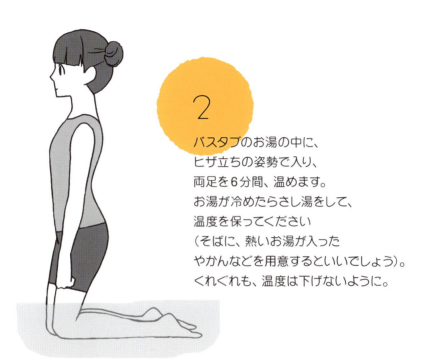

3

6分たったらバスタブから出て、
タオルで足の水気をよくふいて、
終わりです。

便秘解消体操

生理中と妊娠中の女性は、この体操はやってはいけません。

また、この体操には蹴り上げる動作がありますので、できるだけ、まわりに誰もいないところで行ってください。特に小さなお子さんがいる方は、子供を蹴らないよう、くれぐれも注意してくださいね。

1

あおむけに寝て、左足を曲げ、
できるだけ腿《もも》を
おなかに引きよせます。
これで準備はOKです。

2

右手で左足のヒザ頭をおさえ、
おなかのほうに押します。
同時に、左足のヒザは
右手のおさえる力に逆らうように
力を入れます。
これで、右手と左ヒザが
力くらべをするようになります。

3

右手と左ヒザの力が
いっぱいになったところで、
息を一気に吐きながら
右の手をはずし、
かかとで宙を蹴るように
左足を床に伸ばします。

1

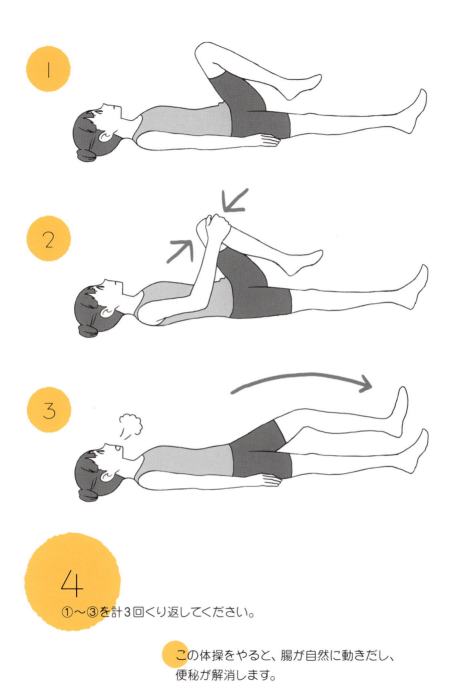

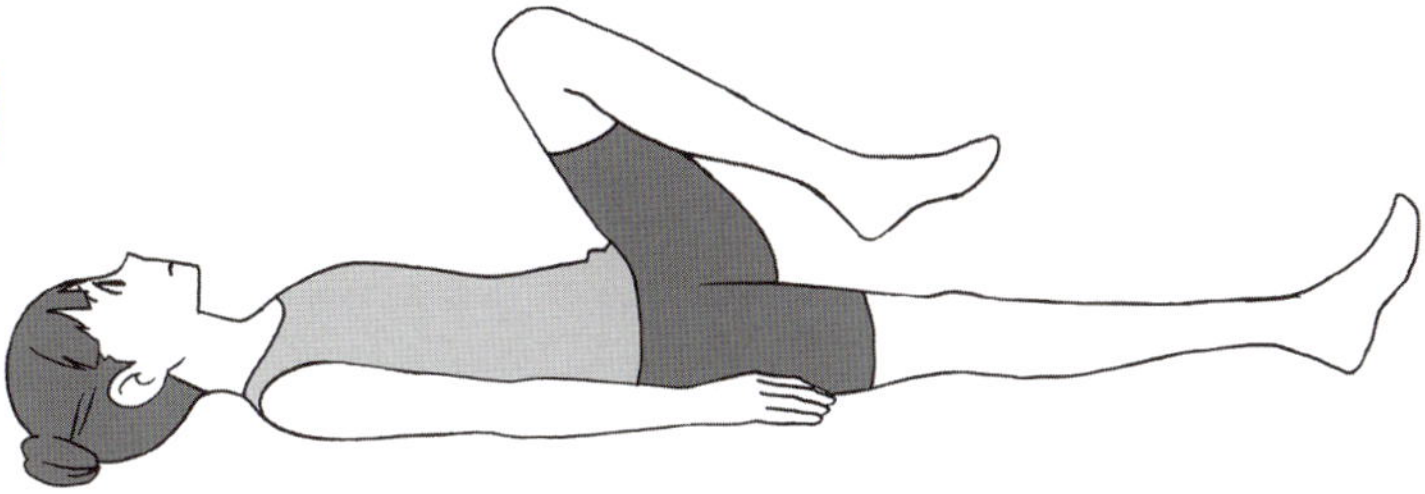

2

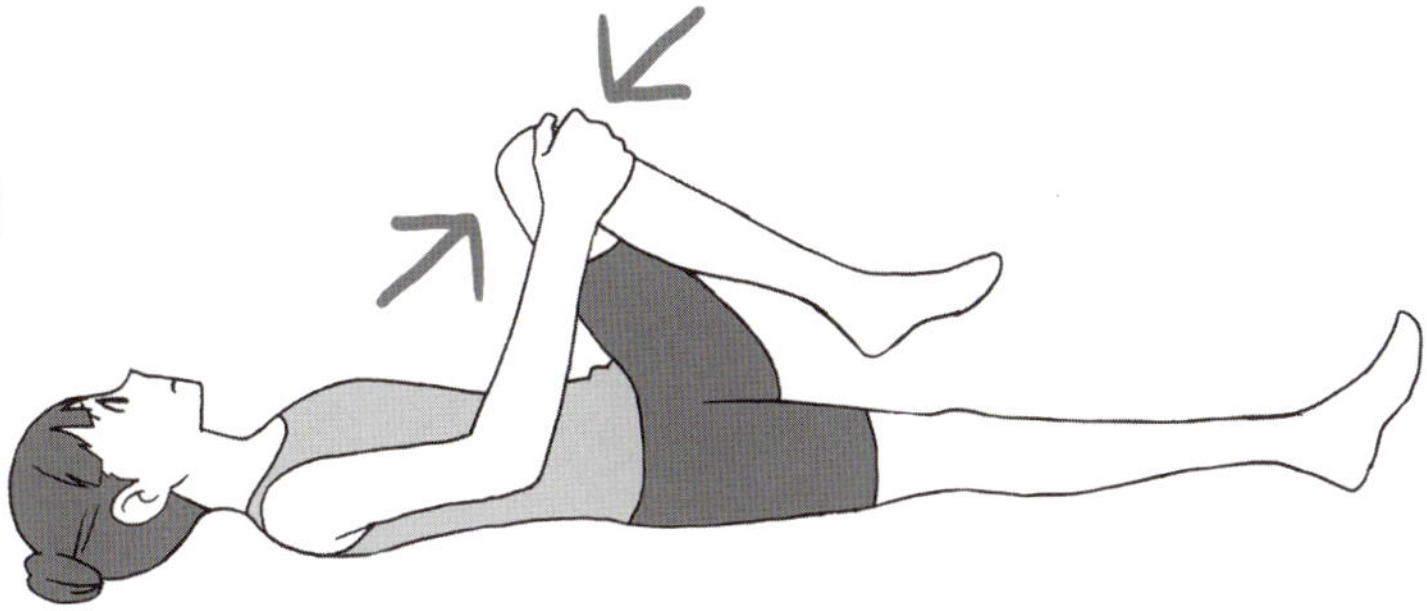

3

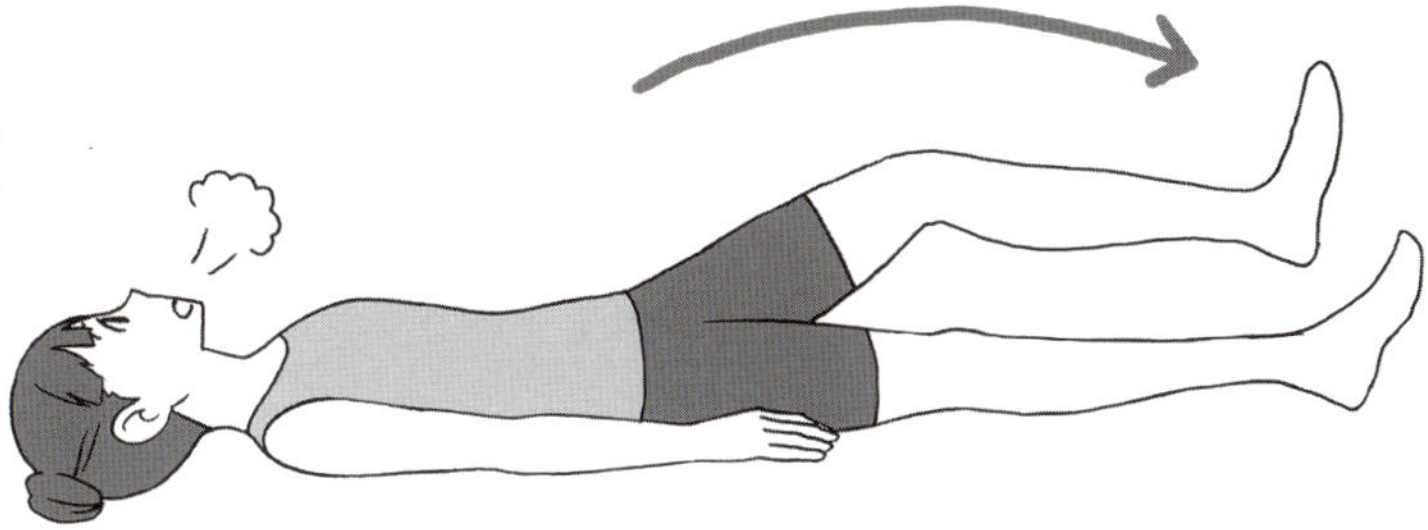

4

①〜③を計3回くり返してください。

この体操をやると、腸が自然に動きだし、
便秘が解消します。

心臓

みなさん、心臓の問題にはとても敏感になります。

それは、ひとつしかないものだからでしょうか。でも、ひとつだけというのであれば、肝臓《かんぞう》も、胃も、みんなひとつしかありませんよね。

きっと、「ドキドキ」したり、生命《いのち》に直接関わるからではないでしょうか。ひとつしかなくても、肝臓などは日頃、何も特別な反応をしませんし……。

みなさんもご存じのとおり、「ドキドキ」というのは、心理的影響がとても大きいものです。大事な試合の前の選手や、舞台の本番前の役者さん、職員室の前の学生は、みんなドキドキしていますよね。一番ドキドキするのは、やっぱり恋愛でしょうかね。

心臓は、ことあるごとにドキドキするものですが、みなさんに覚えておいてほしいことは、人間というのは生きているあいだ、脈拍も血圧も常に一定ではない、ということです。

心臓は、まわりの環境からとても影響を受けやすいのです。

ですので、心臓にかかる負担は、なるべく減らさないといけません。

前章「基本的な修養法」の「「冷え」を避ける　体を温める」［61頁］で書いたことは、実はみな、心臓に関連があることなので、必ず守ってください。夏に背中を冷やさないこと、冬に胸を温めること、お風呂に入る前に顔をジャブジャブするといったことは、すべて心臓にかかる負担を減らすためなのです。

そのうえで、これからお教えする方法で、心臓の調子を整えてくださいね。

心臓の調子の整え方

心臓の調子を整えるには、次のA、Bの2つの方法があります。

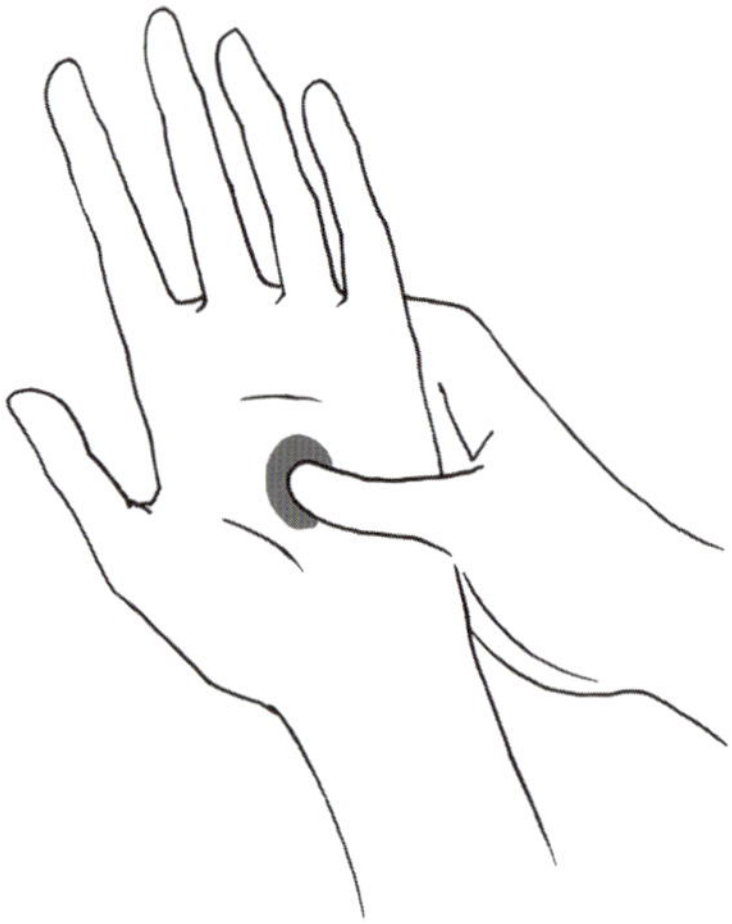

A

左手の手のひらの一番真ん中の
少しくぼんだところに、
右手の親指の腹の部分をあてて、
合掌行気法［57頁］と同じ要領で、
1分くらい、ゆっくり呼吸をします。
右手の残りの指は、
左手の甲にそえるようにしてください。

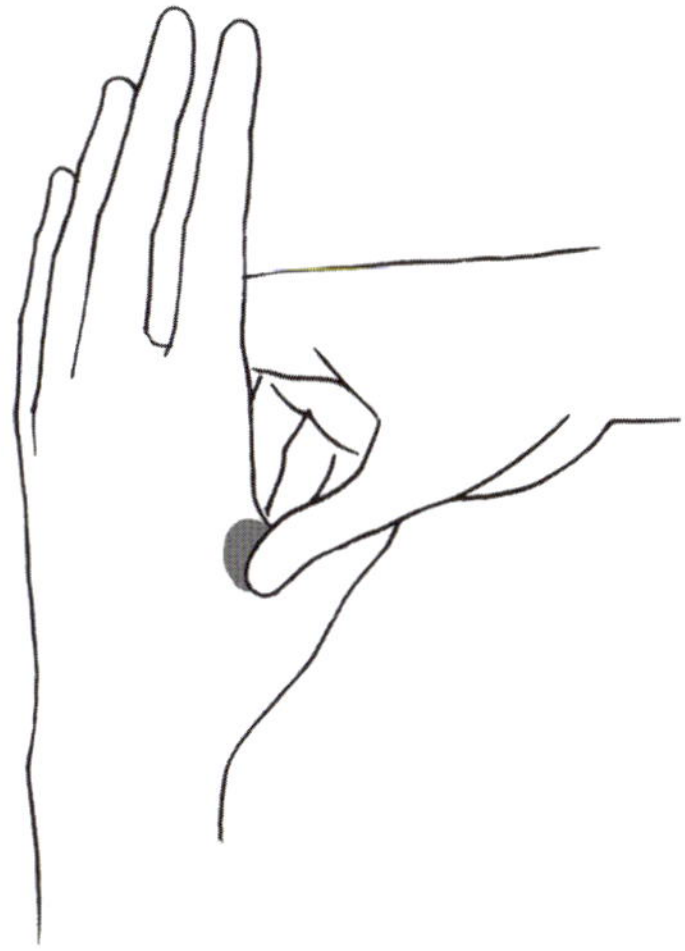

B

左手の親指と人さし指のあいだにある
水かきのような部分を、
右手の親指と人さし指でつまみます。
力はそれほど強くなくてもいいのですが、
そのつまんだところを2〜3回、引っぱります。

低血圧・高血圧

血圧というのは、一日の行動にあわせて変化しています。

たとえば、毎日使っている水道をちょっと想像してみてください。小さなコップに水をくむ時と、お風呂に急いで水を溜める時では、水の出し方は違いますよね。それと同じように、体が一生懸命動いている時は血がたくさん必要ですから血圧は上がり、休んでいたり眠っている時には、血はあまり必要ではないので血圧も下がります。

また、体格が違えば、血圧の数値は変わってきます。普通、太った人のほうが、体を動かす時に負担がかかり、たくさんの血流を必要とするので、血圧が高くなります。

ですので、みんながみんな、いつも同じ血圧の数値を示すなんてことはありえません。それぞれの人に血圧の高低はあっても、みな一定ではないのですから、「平均値より、ちょっと高めだな。もしかして、病気かも」なんて思ったりするのは、逆に体にとって、よくありません。あまり神経質にはならないように。本人にとって「血のめぐりのよい状態」というのは、いつもより少々血圧は高めになるものですし……。

そのことを踏まえて、水道の水の出過ぎ、少な過ぎを調整するのと同じ意味での血圧の整え方をお教えしますね。

血圧の基本的な調整方法

まず、血圧が高くても、低くても、この対処法をやってみてください。

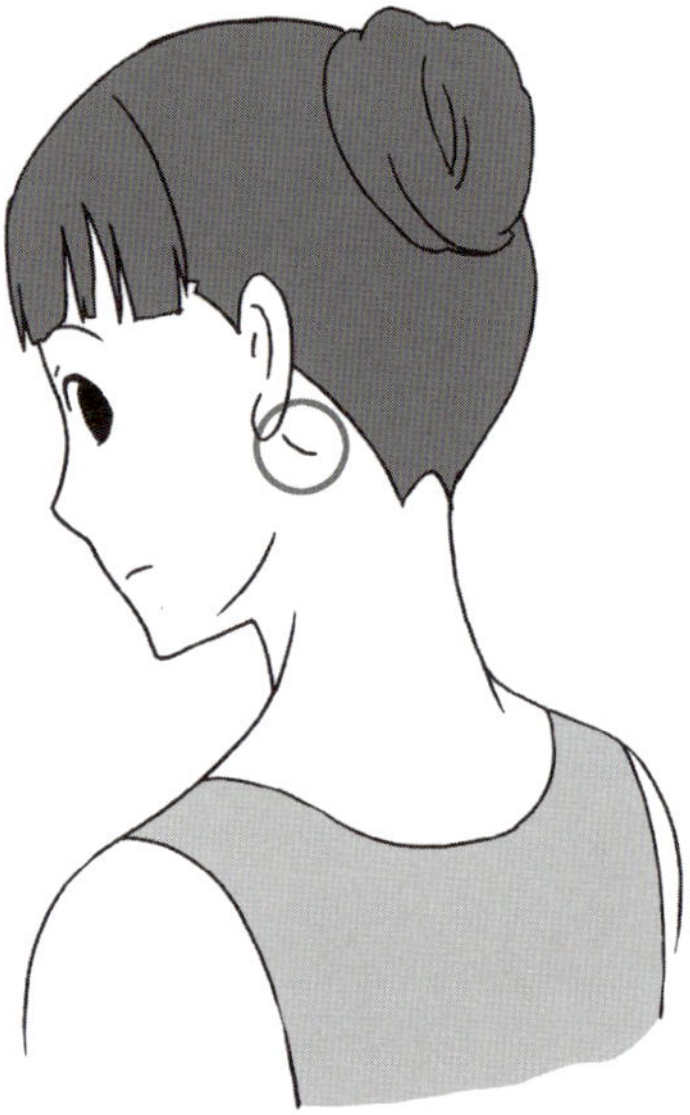

1

左の耳の付け根で、
耳たぶのうしろのあたりを
さわってみてください。
下に向かって先がとがっている
骨がありますので、
指で探します。

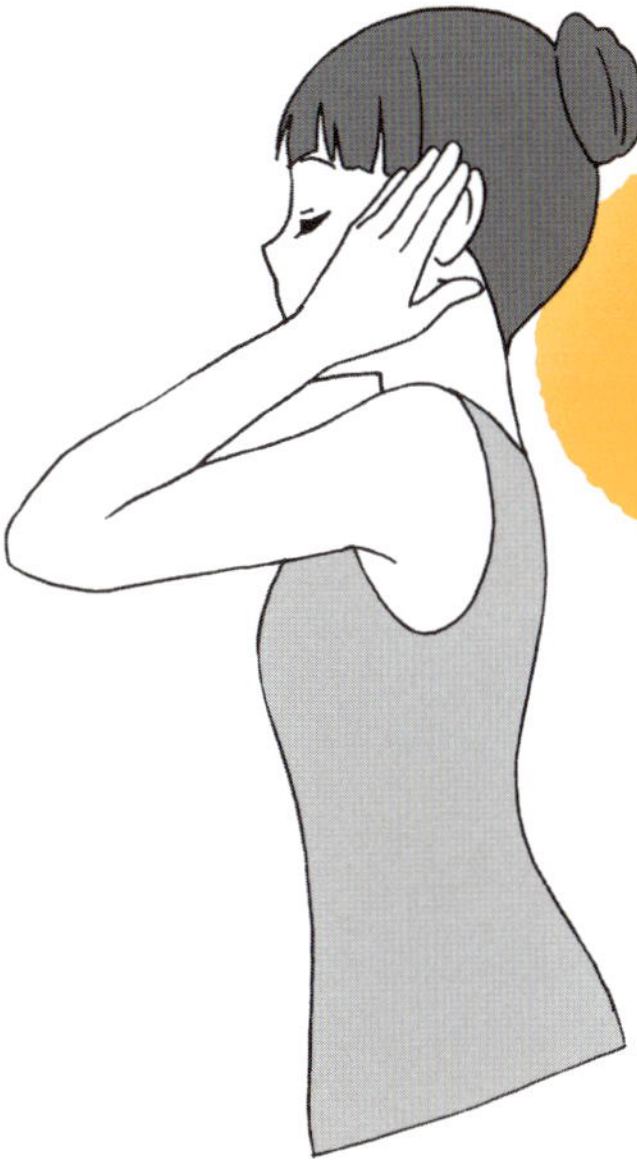

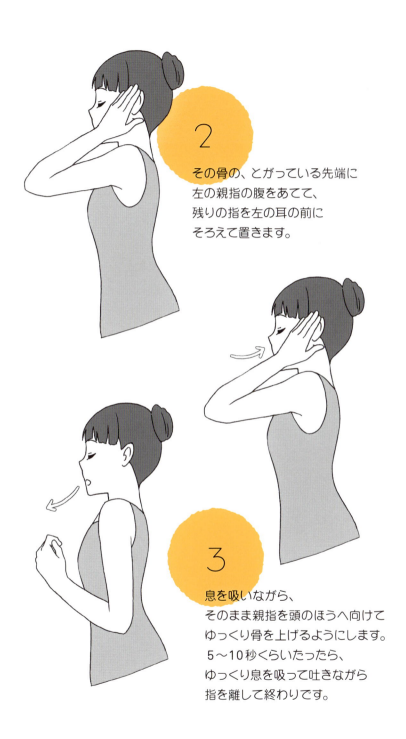

2

その骨の、とがっている先端に
左の親指の腹をあてて、
残りの指を左の耳の前に
そろえて置きます。

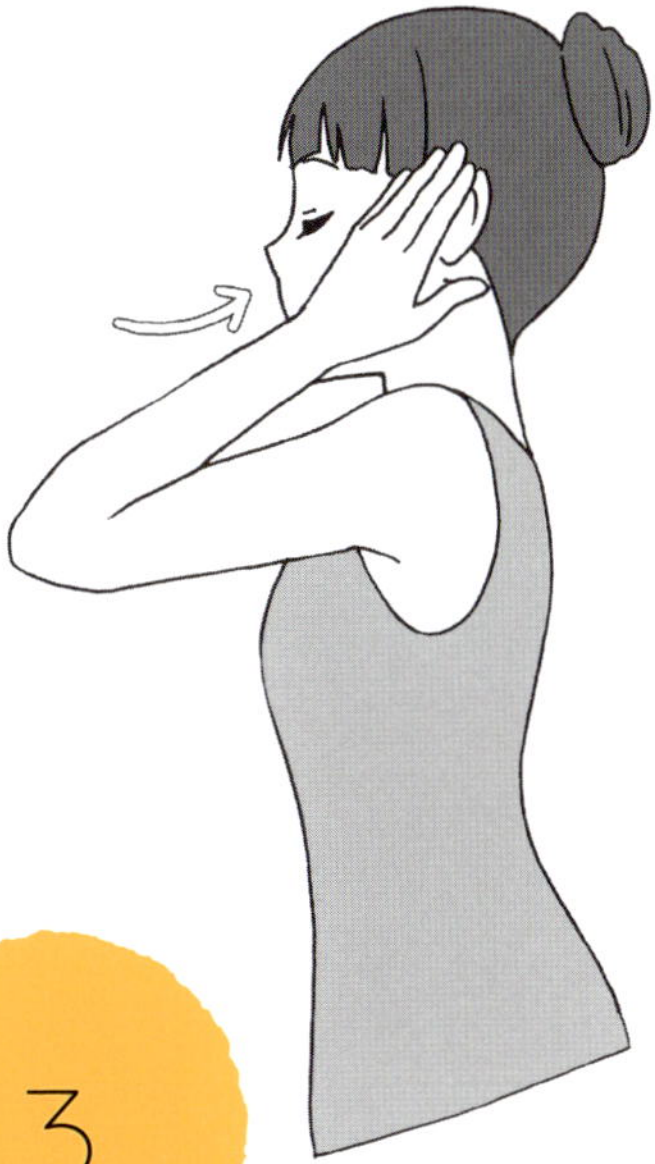

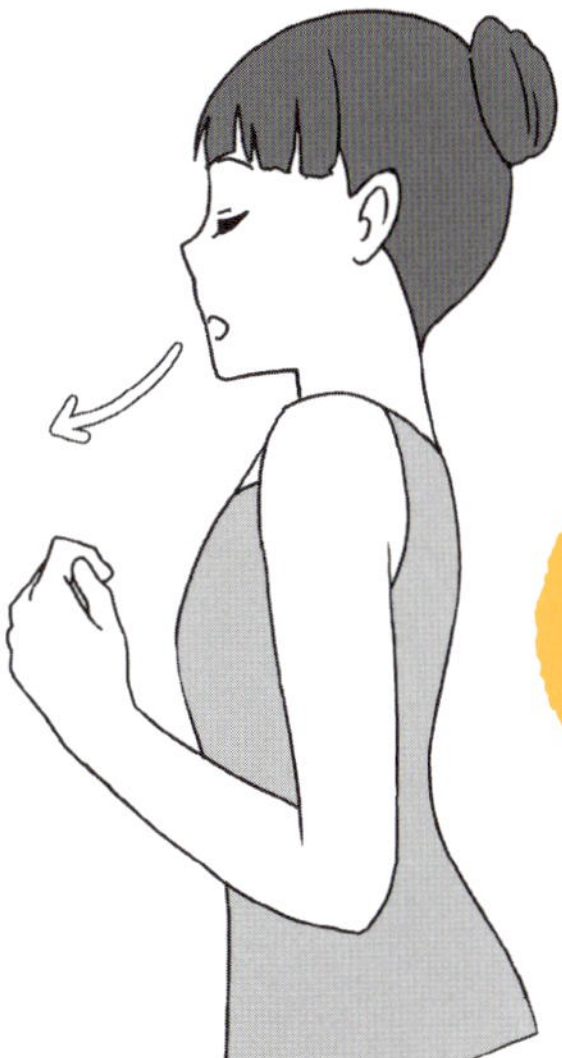

3

息を吸いながら、
そのまま親指を頭のほうへ向けて
ゆっくり骨を上げるようにします。
5～10秒くらいたったら、
ゆっくり息を吸って吐きながら
指を離して終わりです。

血圧を上げる　血圧を下げる

血圧が高めの人は、次の2つの方法を試してください。

血圧が低いために体に力が入りにくい方は、胸にポイントがありますので、つらい時、この方法を思い出してください。

血圧が高めの人

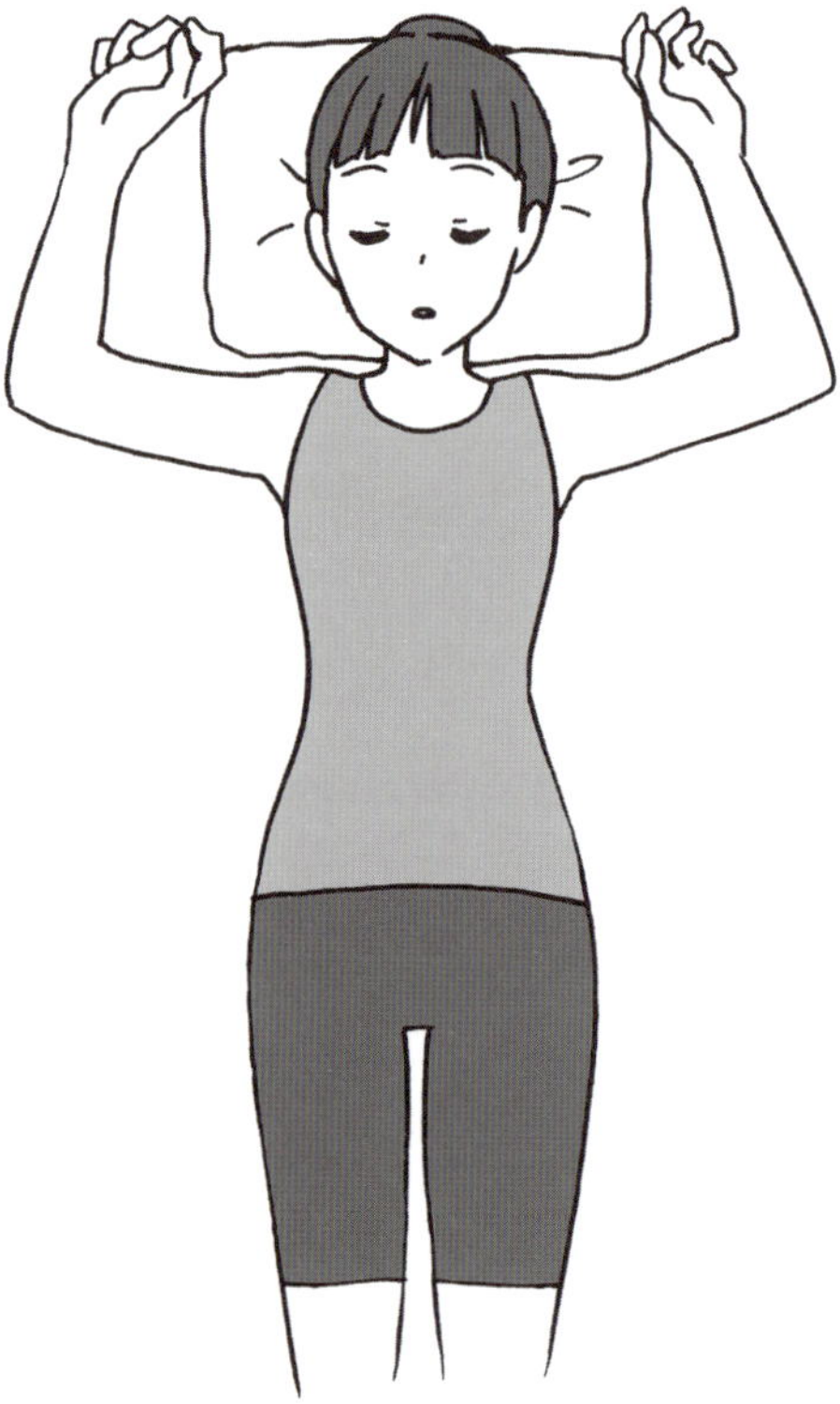

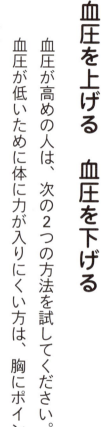

夜、寝る時にあおむけになり、
両方の手のひらを上向きにして、
両ヒジを肩ぐらいまで上げます。
少しのあいだ、
そのままの姿勢でいてから眠ります。

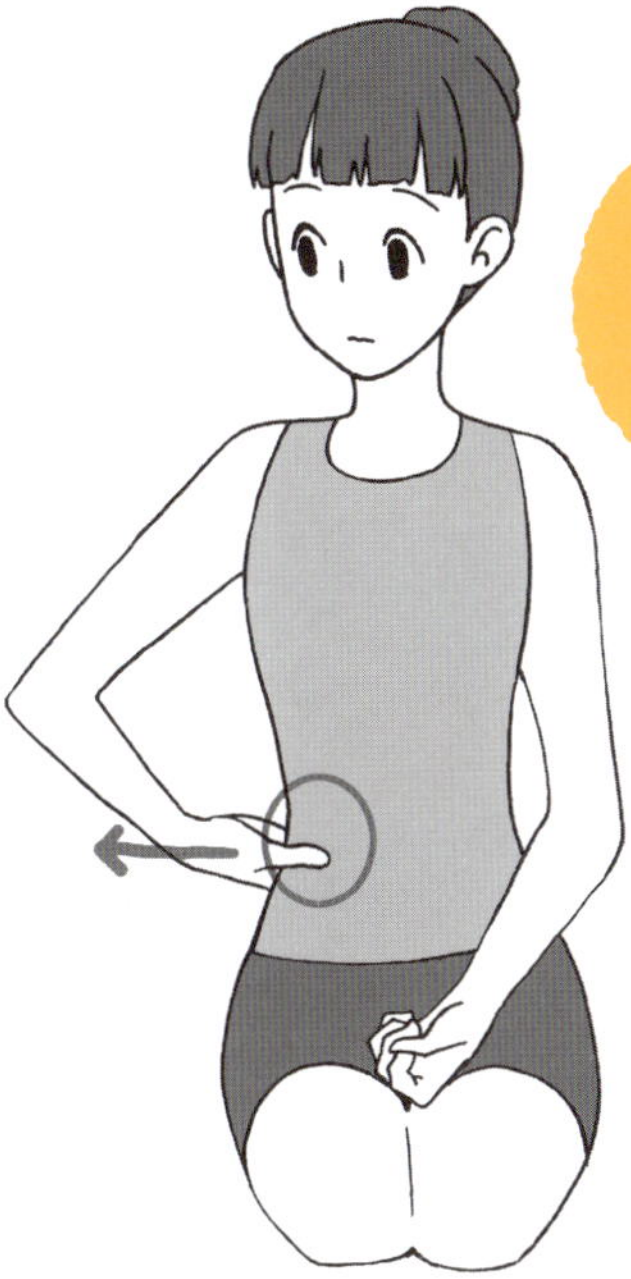

起きている時は、
おへその真横の両わき腹を
左右両方ともつまんでみて、
どちらか「こっちのほうが硬いかな」と
思われるほうを2〜3回、
ギュッとつまんで、外へ引っぱります。
呼吸が少し大きくなったら、
血圧の高いのがおさまります。

血圧が低めの人

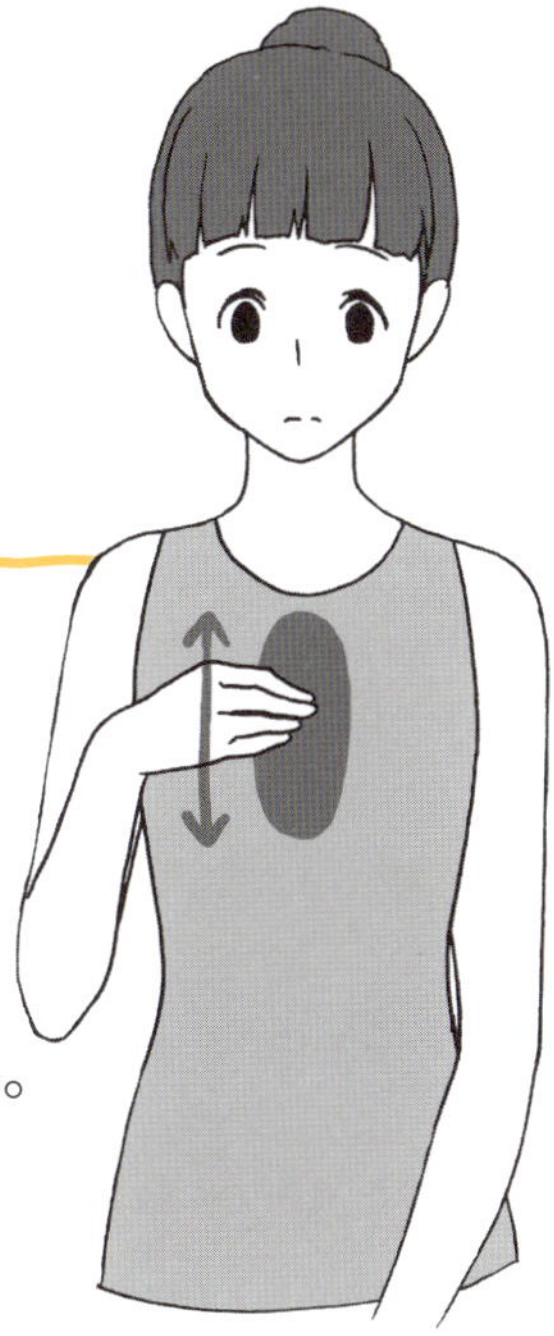

胸の真ん中にある肋骨《ろっこつ》のつなぎ目を、
手で10往復くらい上下にさすります。
強くやる必要はありません。
あくまでも「さする」程度でかまいません。

肝臓

肝臓は、とてもがんばり屋さんの働き者です。血液をきれいにしたり、アルコールの分解など重要な役割をはたしています。けれども、ごく普通に生活している人の中で、常日頃から肝臓のことを気にかけている人は、ほとんどいませんよね。肝臓は、とても無口で、少しくらい疲れていても、弱音など、吐かないからです。

ですから、誰もが、ついつい、少しくらい無理してもたいしたことないだろう、と思ってしまうのですが、自覚症状が出たなら、もう大変！　その時は、かなり肝臓は深刻な状況で、そうなったら、なかなか元の調子にはもどらないのです。

ところで、みなさん、肝臓は体のどのあたりにあるか、ご存じですか。

右側の胸の下をさわってみてください。一番下の肋骨《ろっこつ》がカーブを描いて背中のほうへいっていますよね。その肋骨の下のきわのあたりに肝臓はあるのです。

そこに直接、手のひらをあててみてください。右手でも左手でもいいのですが、左手のほうがやりやすいかもしれませんね。そして、もし肝臓に無理をさせているなあ、と思ったら、そこに手をあてたまま、合掌行気法［57頁］と同じ要領で呼吸をしてみてください。自分の体に、いたわりと思いやりの気持ちを持つと、自然と体は応えてくれるものです。

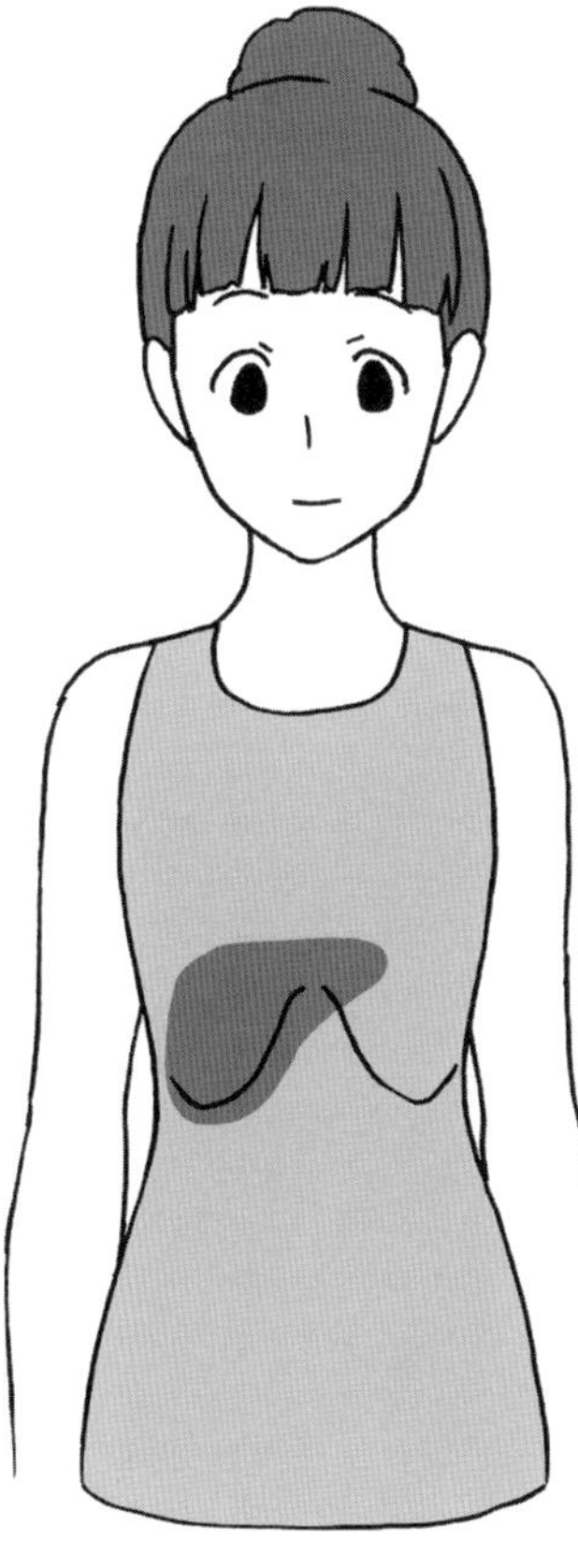

肝臓の炎症

「肝臓に炎症がある」と言われている方や、言われた経験のある方は、この対処法を試してみてください。

肝臓は、よくなる時も悪くなる時も急激な変化を起こしませんが、根気よく続けることで、よいほうに向かっていきます。

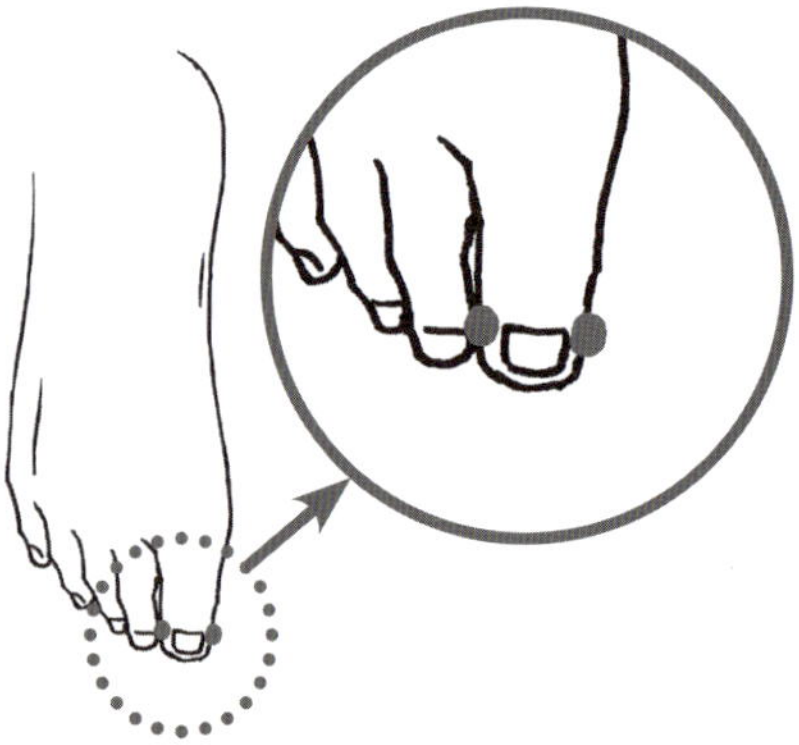

1

右足の親指の
ツメの生えぎわの横を、
右手の親指と人さし指で
はさみます。
さわる程度の軽い力で
かまいません。

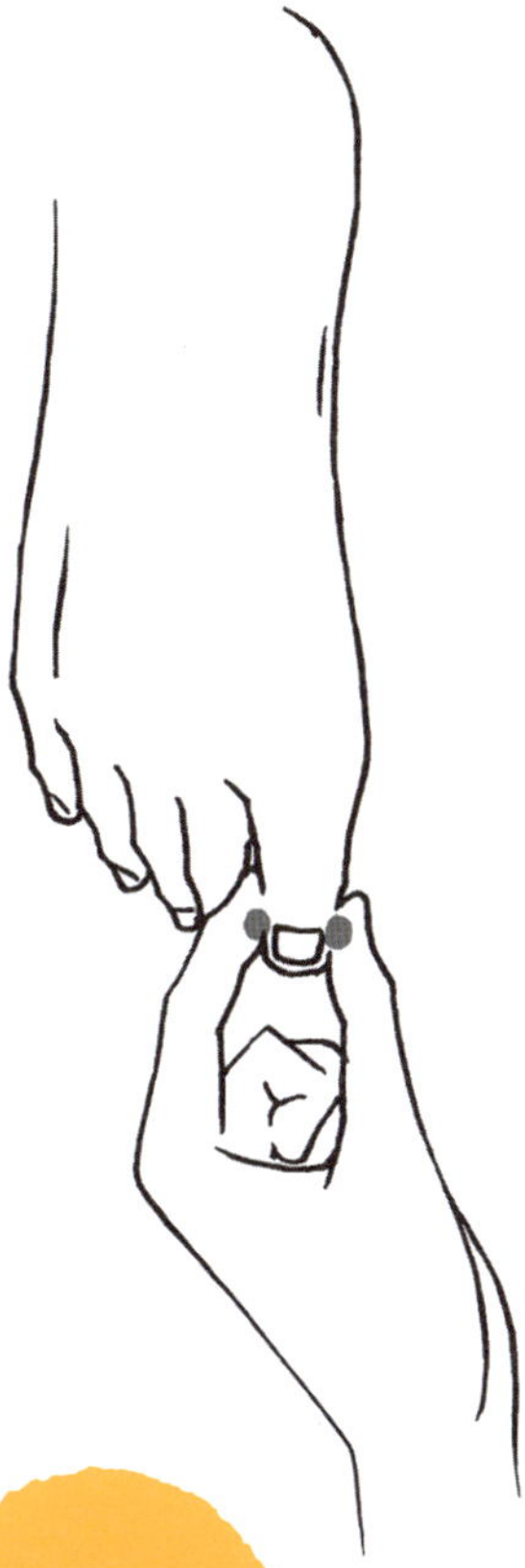

2

①でつまんだら、2分間くらい、
そのままの状態でいてください。
これを1日1回、7日間やってみてください。

飲酒等での肝臓の疲れ

どうしても断れないおつきあいなどでお酒を飲むことが続いて、肝臓がお疲れ気味になっている方に、おすすめの対処法です。5〜7日間ほど、続けてみてください。

1

正座をして、
両方の手の指を
軽く握り、
それぞれのヒザの
上に置きます。

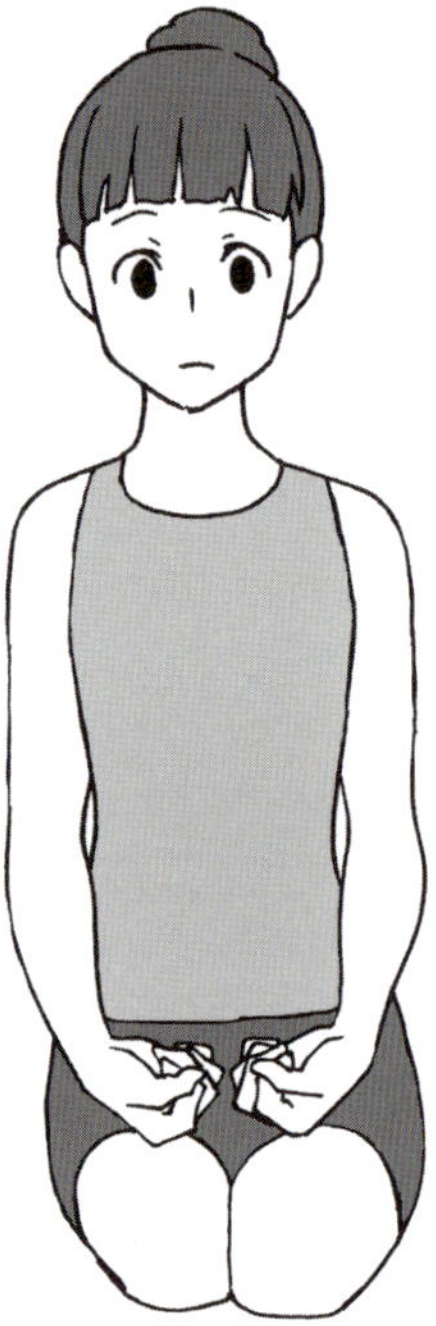

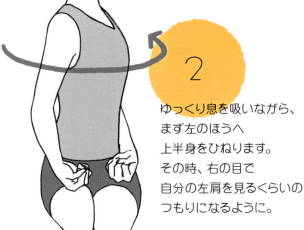

2

ゆっくり息を吸いながら、
まず左のほうへ
上半身をひねります。
その時、右の目で
自分の左肩を見るくらいの
つもりになるように。

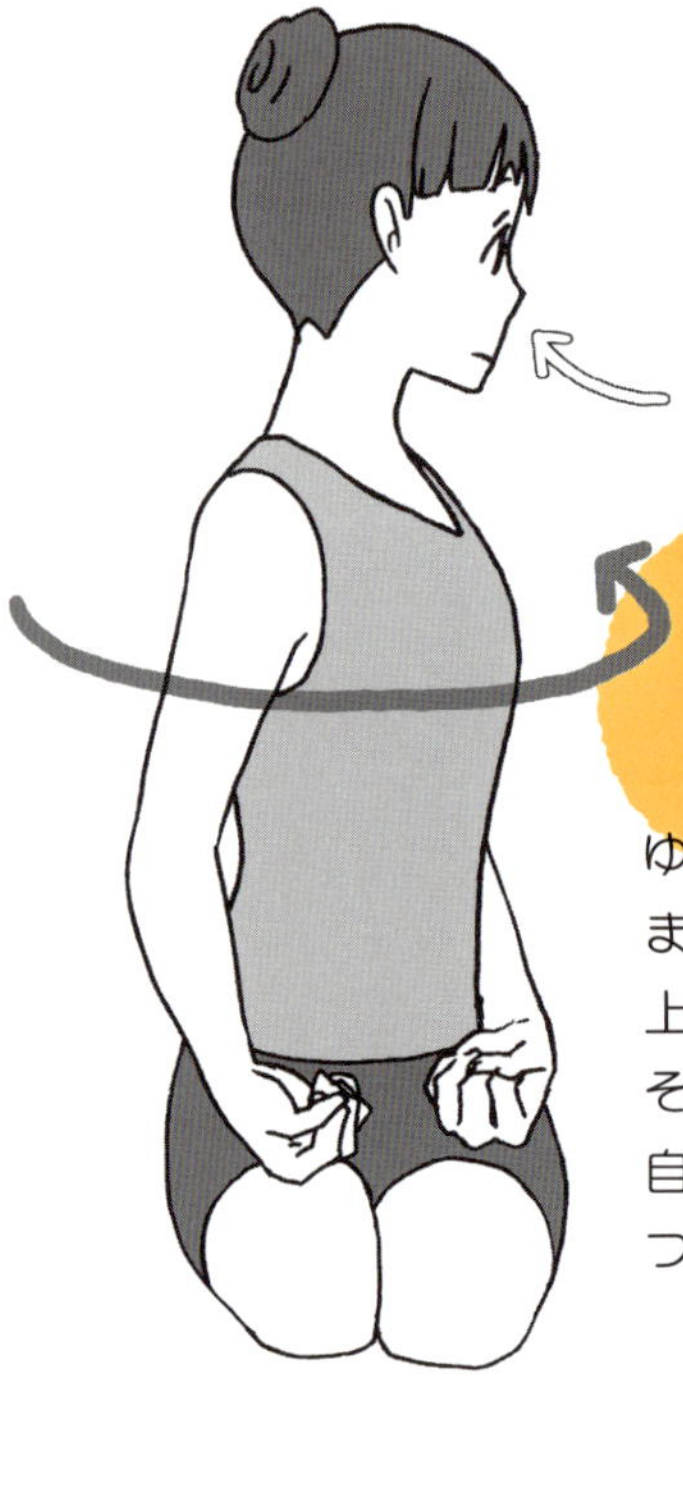

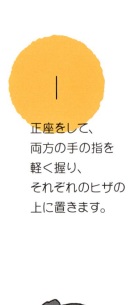

3

息をいっぱいに吸ったら、
ハッと息を吐きながら、急に力をぬいて、
体を元の姿勢にもどします。

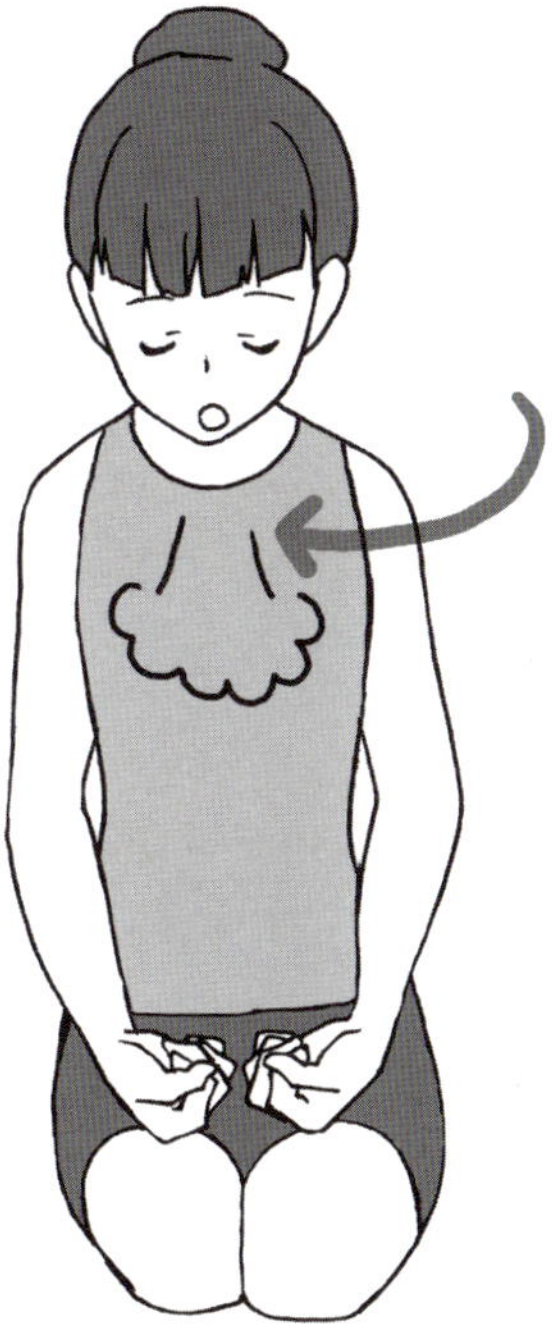

4

②～③と同じ要領で、
今度はゆっくり息を吸いながら
右のほうへひねります。
やっぱり、左の目で
自分の右肩を見るように。
いっぱいに息を吸ったら
パッと力をぬいて前を向きます。

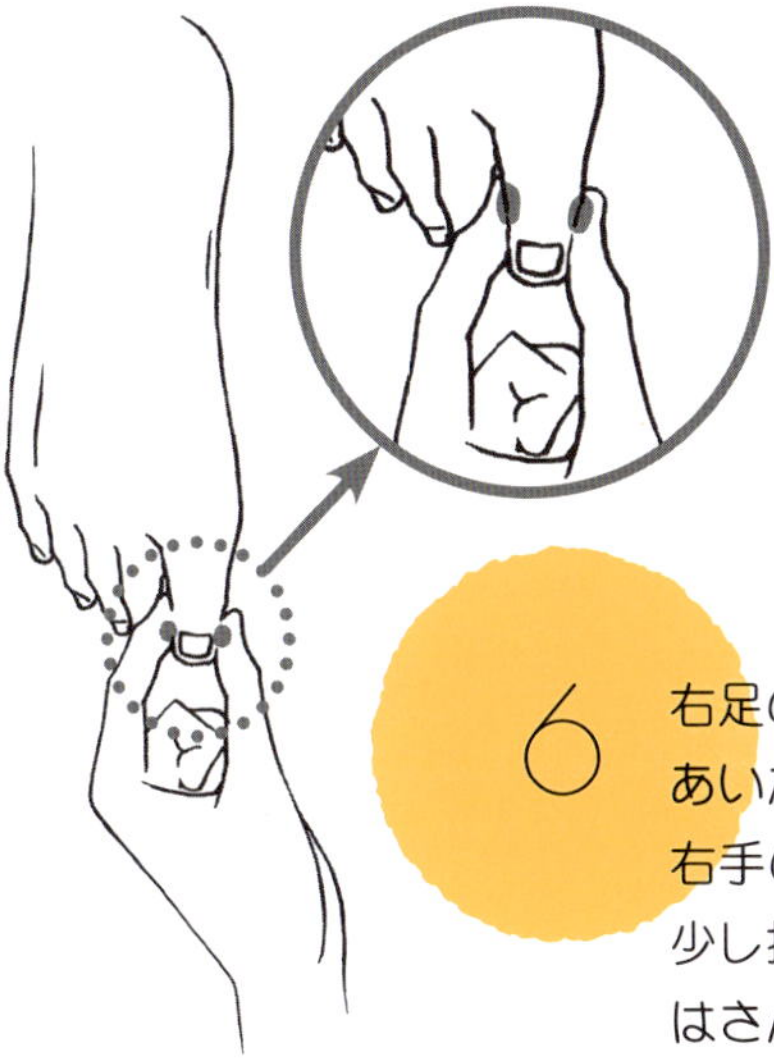

5

②～④の動きを、
左右1セットとして
7セットくり返してください。

6

右足の親指のツメと指のつけ根の
あいだにある大きな関節を、
右手の親指と人さし指ではさみます。
少し押す程度の力で3分間ほど
はさんだままでいてください。

眠りに関すること

動物は、たいてい、光のあるところで目ざめて、活発に動きだし、逆に暗いところでは、動きがゆるみ、眠りにつきますよね。もちろん夜行性と呼ばれている動物もいますが、もし、そうでなければ、動物の体は、太陽の動きに合うように、長い年月の中でつくられてきました。もちろん、人間も、そういった動物の種類のひとつで、昔であれば、人間は日が昇ると起きだし、日が沈むと眠っていました。

けれども、今、人間は、電気という文明の力で、夜も行動ができるようになりました。日の光がなくても、活動できるようになったのです。

でも、ちょっと考えてみてください。

夜が電灯でまぶしいほど明るくなったというのは、それほど昔のことではありません。電灯が発明されてから、たかだか百数十年しか経っていないのです。たったそれだけの期間で、人間の体が夜行性の動物のように行動できるように変わるなんてことは、ちょっと考えられませんよね。もし、そうなるには、何千年、何万年どころではない時間がかかります。

眠りに関する悩みというのは、一種の文明病なのかもしれません。

もし、みなさんの中に、深夜までパソコンで仕事をしていたり、テレビを見ている方がいましたら、なるべく控えてくださいね。睡眠に悪い影響を与えます。パソコンやテレビの発する光はかなり強力なもので、それで頭が興奮してしまうのです。

眠りに関して悩みを持っている方は、まずは、頭、そして目を休めることから始めてくださいね。

不眠症

眠りたいのに眠れない――とてもつらいことですよね。

誰もが一度くらい、そんな経験をしているのではないでしょうか。しかも、「眠ろう」「眠ろう」とあせっていると、それがプレッシャーとなって、かえって目がさえてしまうこともあります。

けれども、研究によると、たとえ睡眠状態にならなくても、横になっているだけで熟睡した効果の80パーセントは達成できるそうです。ですので、眠れなくてもあせらず、まずは心を落ち着かせましょう。

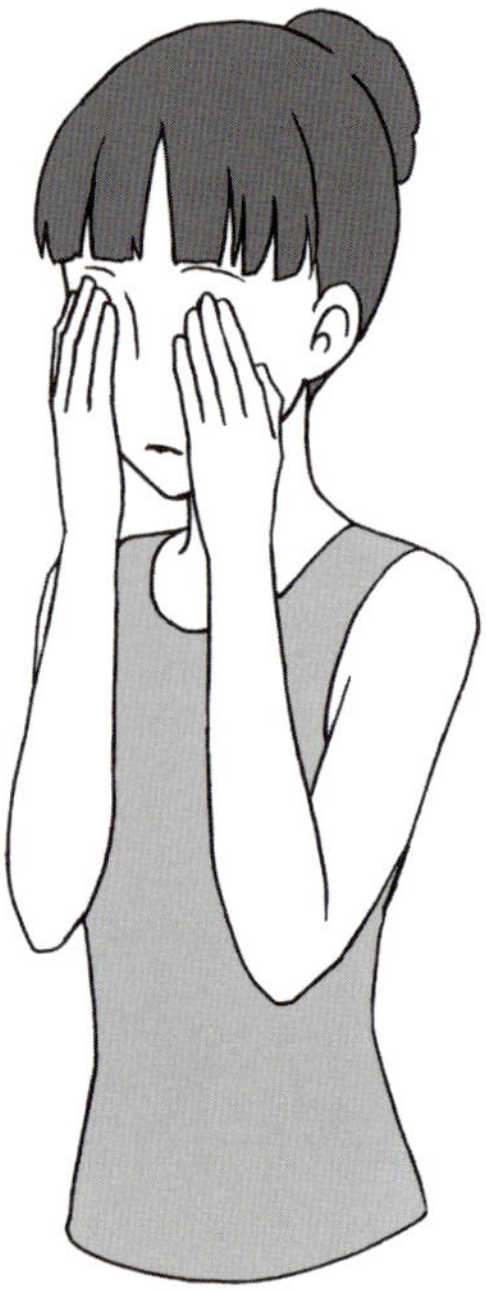

1

目をつぶって、
両方のまぶたの上に、
それぞれ指を
そっとあて、
静かにしています。

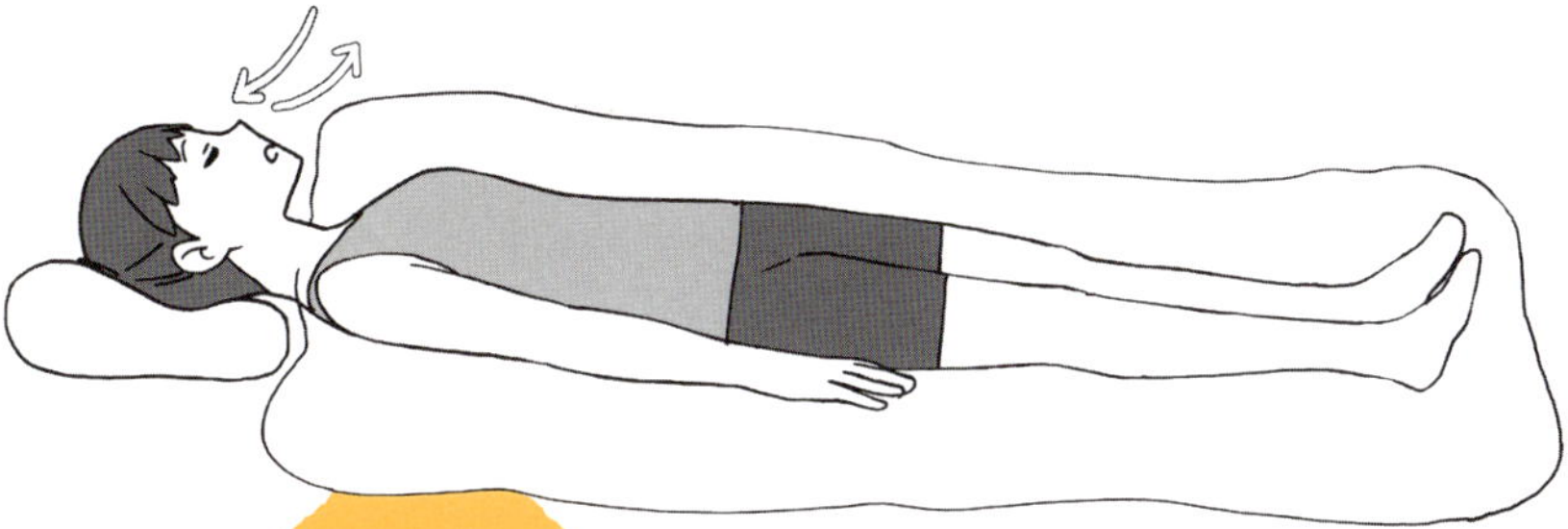

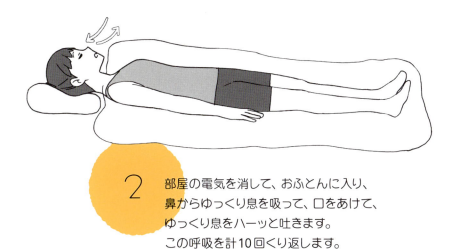

2

部屋の電気を消して、おふとんに入り、
鼻からゆっくり息を吸って、口をあけて、
ゆっくり息をハーッと吐きます。
この呼吸を計10回くり返します。

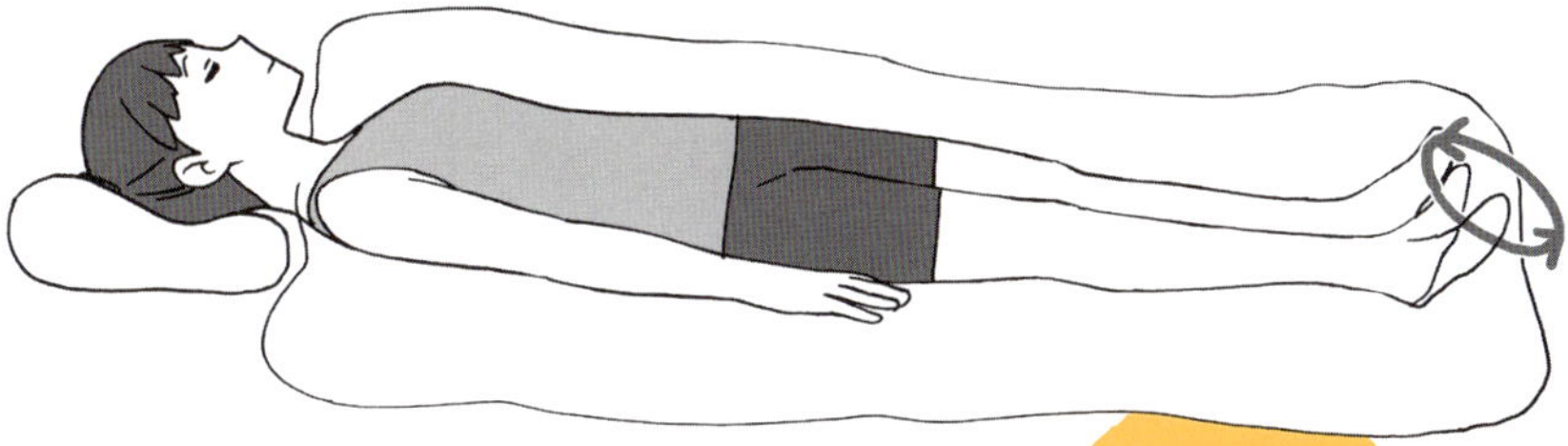

3

両方の足首を回してみます。
どちらか回りにくいほうだけを、
さらに10回、ゆっくり回します。

4

あとは、そのままゆったりとした気分で
休んでください。

いびき

いびきの癖のある方は肩甲骨《けんこうこつ》のちょうど真ん中あたりの位置にある背骨（首を前のほうに倒すと、首のうしろにとび出してくる大きな骨があります。そこから下に数えて、４つめと５つめの骨です）に、誰か他の方に手をあててもらいます。さすることなどせず、ただ、あてるだけでかまいません。これを１日３〜５分、毎日続けていると、いびきをかくことのない体になります。

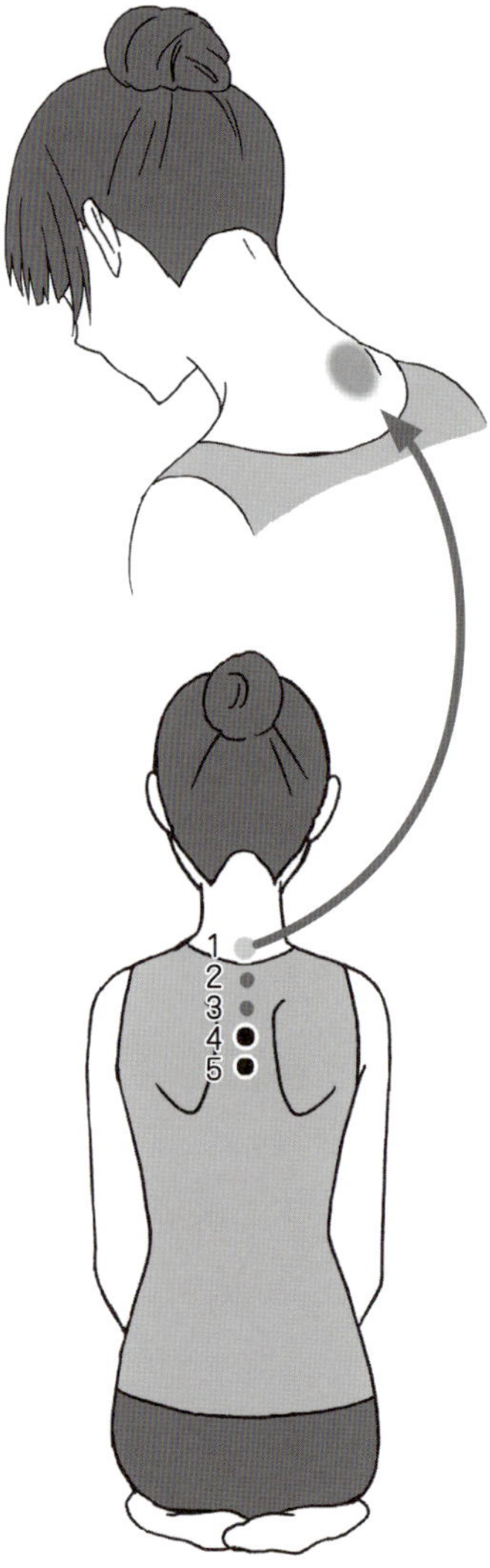

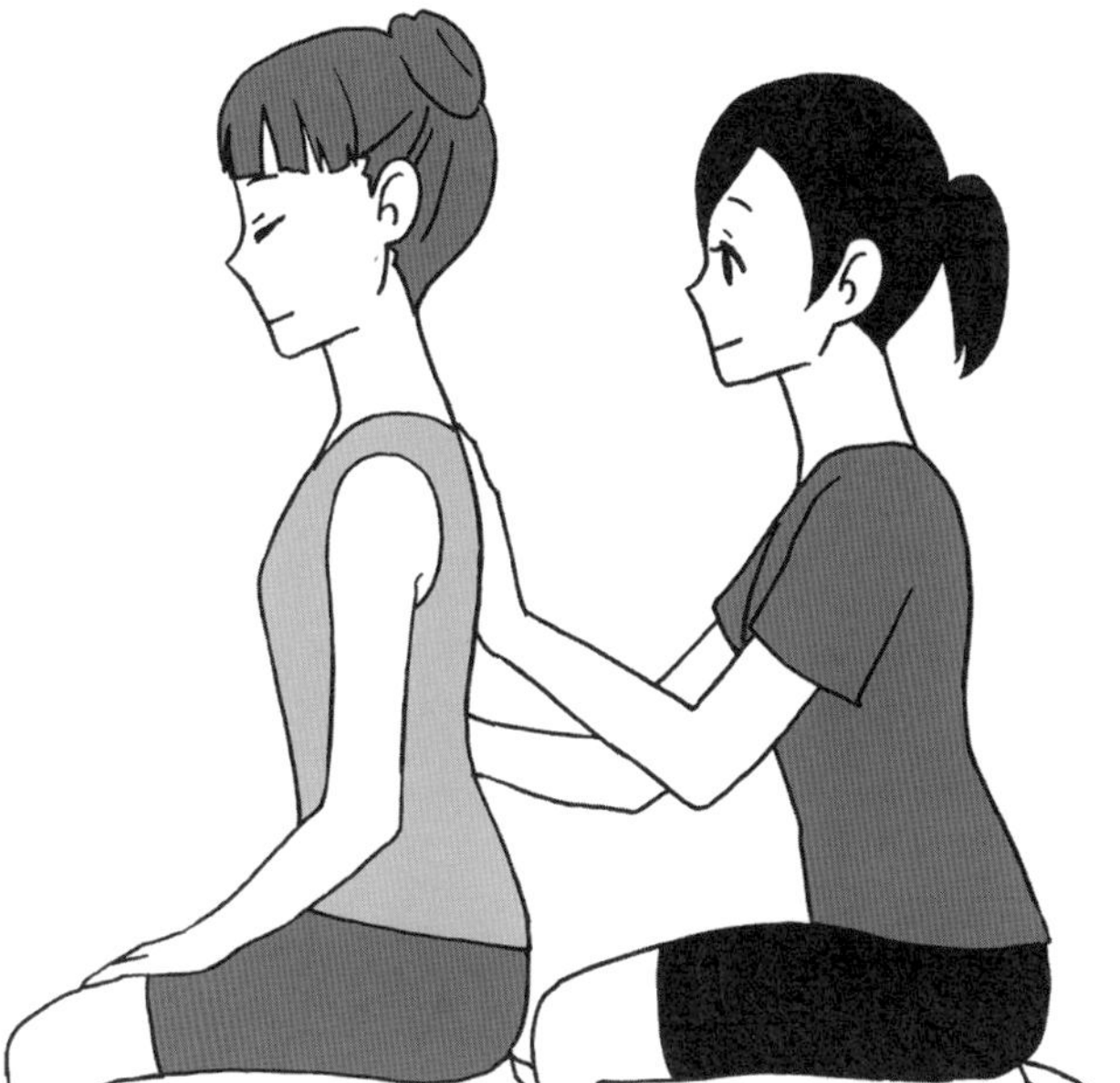

人には言えない体の不調

体の不調はどこにあらわれてもイヤなものですが、なかでも他の人に言いにくいものには本当に困ってしまいますよね。

特に、尿の問題、痔や肛門の問題、生殖器や婦人科の問題といったものは、とてもやっかいです。

尿もれは、特に女性にとっては深刻な問題でしょう。くしゃみをしたり、ちょっと気張ってしまった時に起きてしまうのですから、これには、まいってしまいます。男性にしても、症状がひどくなり、紙オムツが必要となれば、精神的ショックに襲われます。そして、いったん、尿もれが怖くなると、何事に対しても消極的になってしまいます。

けれども、けっして落ち込んではいけません。心が落ち込むと、体も落ち込みます。次の方法を試すことで、前向きに対処してください。たとえば、お手洗いが近くなっていた80歳のご婦人は、これからお教えする対処法で、10日間のヨーロッパ旅行に出ても、一度もトイレの問題で困らずに帰国しました。

それと、注意していただきたいことがあります。

尿関係と痔には、138頁「頻尿」にある肛門をしめるトレーニングがいいのですが、実は、尿関係の器官や肛門には、心臓と深い関係があるのです。

ですので「肛門しめ」を常日頃からしていると、体が若返ったり、男性の場合ですと、「忘れていた春」を思い出すこともあり、ぜひとも、おすすめしたいのですが、心臓に関わることだけに、次のような方は控えてください。

注意！

肛門をしめるトレーニングをしてはいけない人

・心臓に疾患のある方
・ペースメーカーを使用中の方
・甲状腺に負担のかかっている方やトラブルのある方

こういった方々は、肛門をしめるトレーニングをぬいた形で、それぞれの対処法を行ってくださいね。

頻尿

137頁「注意！」にある方以外のみ

頻尿には、肛門をしめるトレーニングが効きます。

お通じをがまんするように肛門をしめ（うまくできない人は、ストローで水を吸うように、口をすぼめて、息を吸ってみてください。肛門が自然としまります）、「1、2、3」と3つ数えてパッとゆるめます。これを1日20回ほど、行ってください。

夜間の頻尿や残尿感・膀胱炎

せっかく眠りについても何度も目がさめてしまって、お手洗いに行ったり、用をすませても、何だかまだ完全には終わっていないような感覚にとらわれて、落ち着かない気分になってしまう方がいらっしゃいます。

そんな感覚がある方は、次の対処法を試してみてください。

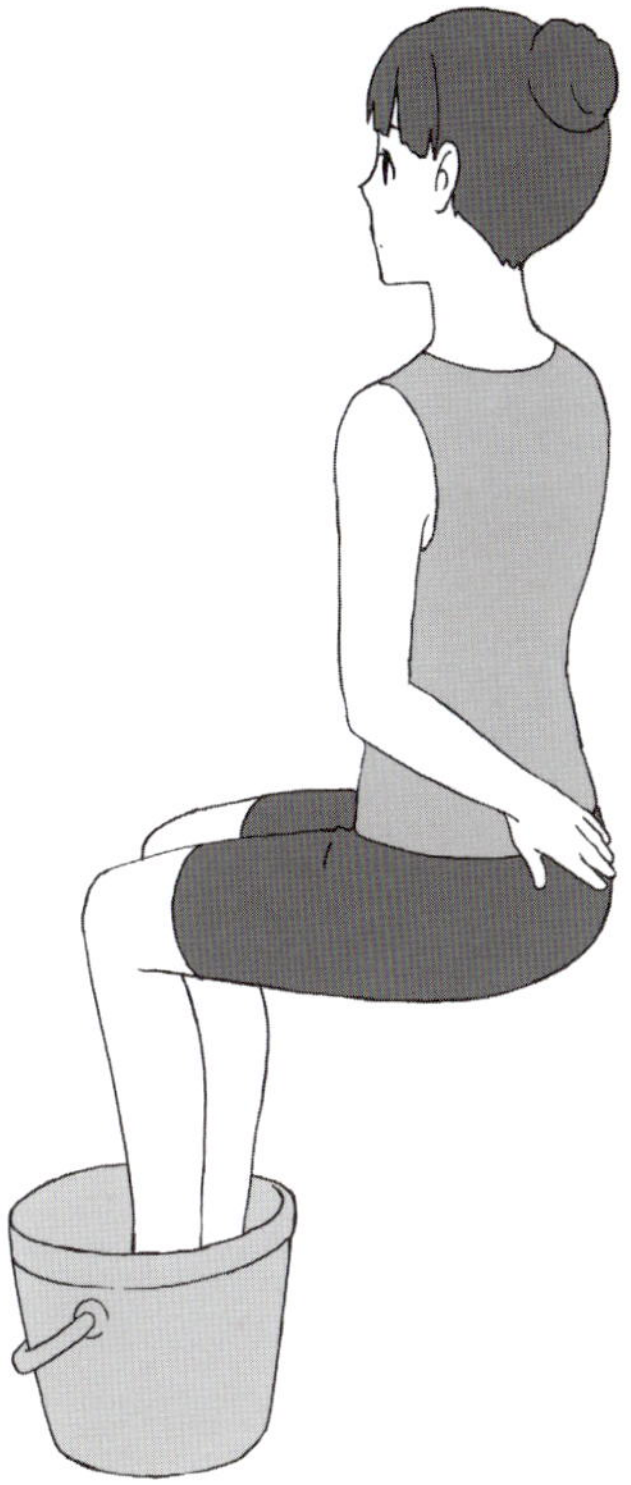

1

足湯[65頁]をしながら、
左右どちらかの手のひらを、
骨盤のならびの
周辺の骨にあてます。
この時、コップの水を
小さな盃で飲むくらいの量で
チビチビ飲みながらやると
効果的です。

2

残尿感が強い時や
膀胱炎を感じた時は、
熱い蒸しタオルをつくって、
①で手をあてたところから
尾てい骨の上のところまでを
タテにあてて、直接温めます。
タオルが冷めたらとりかえて、
これを計3回やってください。

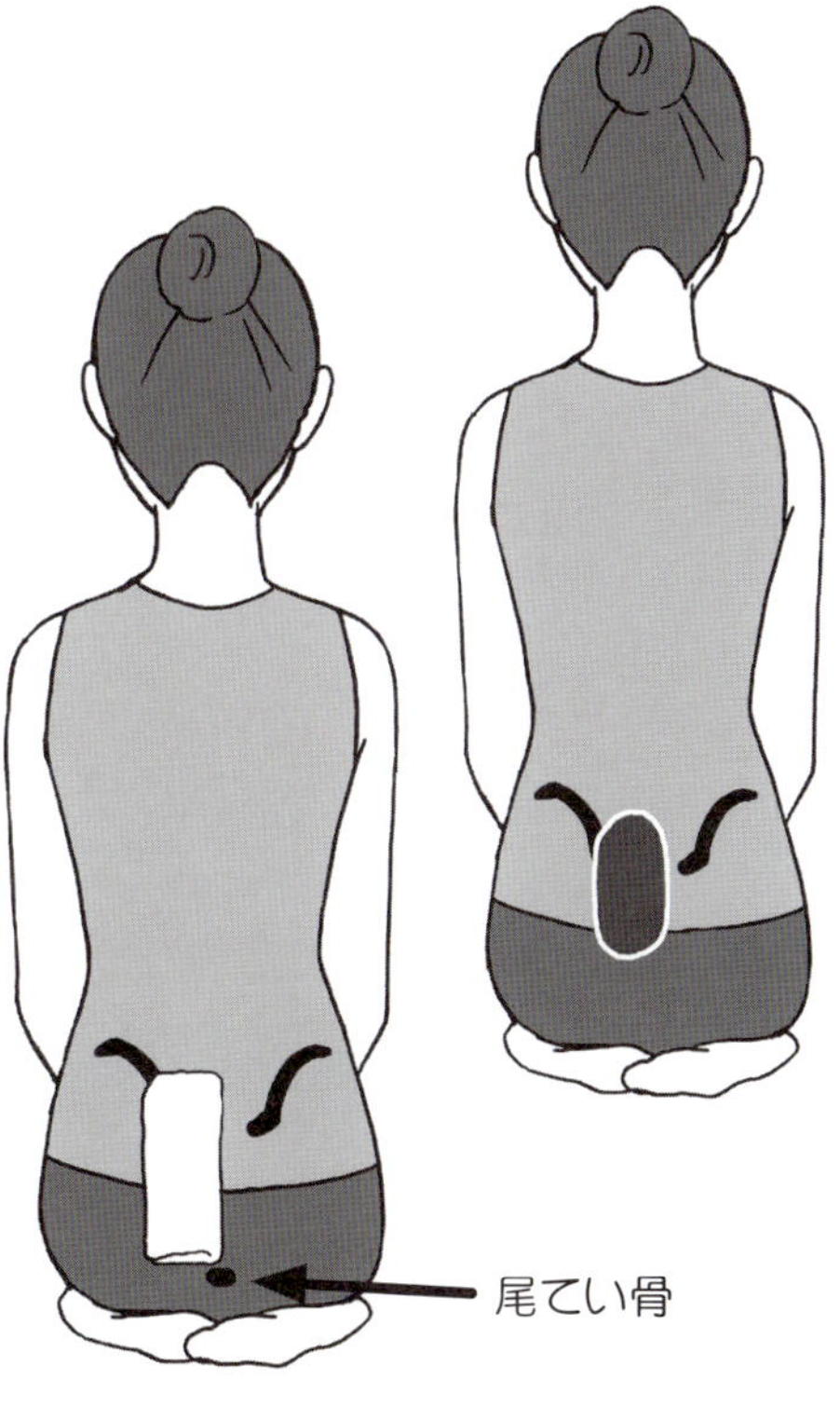

尿もれ

これから説明する方法は、自分ひとりではできませんので、まわりの人に手伝ってもらえるよう、お願いしましょう。この方法に加え、「頻尿」［138頁］で説明しました肛門をしめるトレーニングも1日に10～20回、やってみてください。

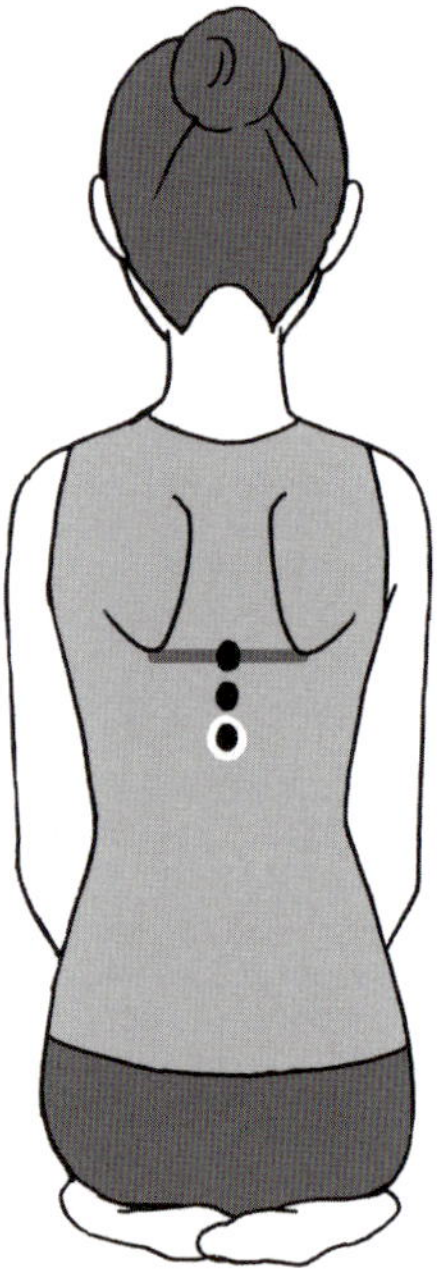

1

正座をして、左右の肩甲骨《けんこうこつ》の
一番下のとがった先を結んだ線と、
背骨がぶつかったところから
2つ下の骨を見つけてもらい、
手をあててもらいます。

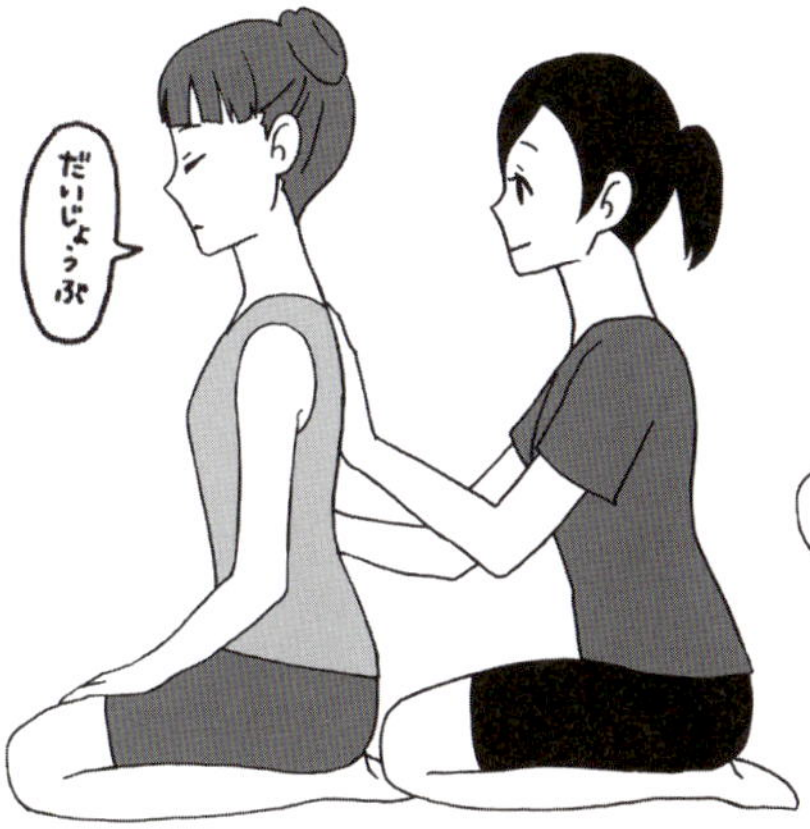

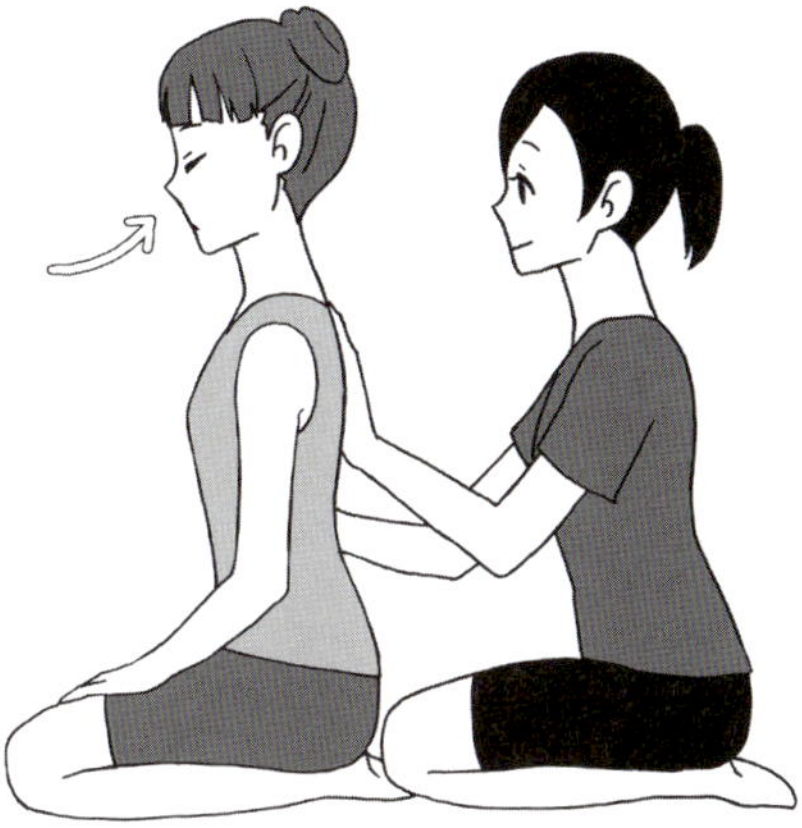

2

手をあててもらったまま、
大きく息を吸って、
おなかに力を入れて息を止めてから、
「だいじょうぶ」とつぶやいて、
ゆっくり息を吐きます。

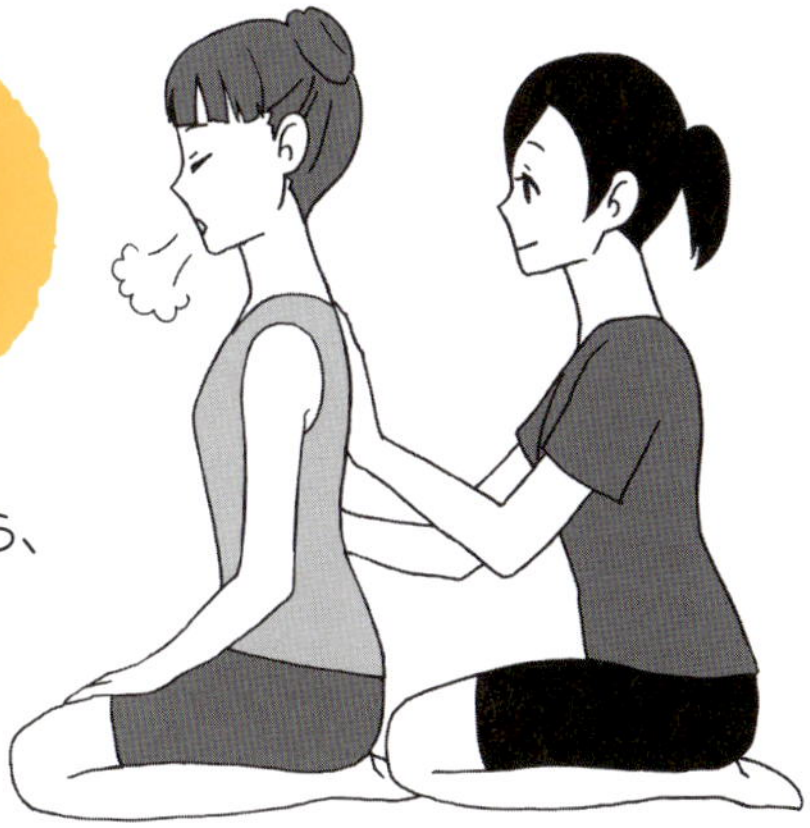

3

「飲酒等での肝臓の疲れ」［128頁］で
説明した対処法の①〜④を、左右1セットとして、
これを1日10セット、やってください。

痔

わたしの師匠の唐山《とうざん》先生は「痔の手あての方法をひとつ覚えただけでも、どれだけ世の中のためになるかわからない」と言っていました。それだけ多くの方々が人知れず悩んでいるということなのでしょう。ぜひとも、みなさんに覚えてほしい対処法です。

1

「頻尿」[138頁]で説明しました肛門をしめるトレーニングを1日に10回、やります。

2

衣服の上からでもかまいませんので、肛門に2～3本、指をあてます。押すのではなく、あててくださいね。そして、合掌行気法[57頁]と同じ要領で、深く呼吸をくり返します。

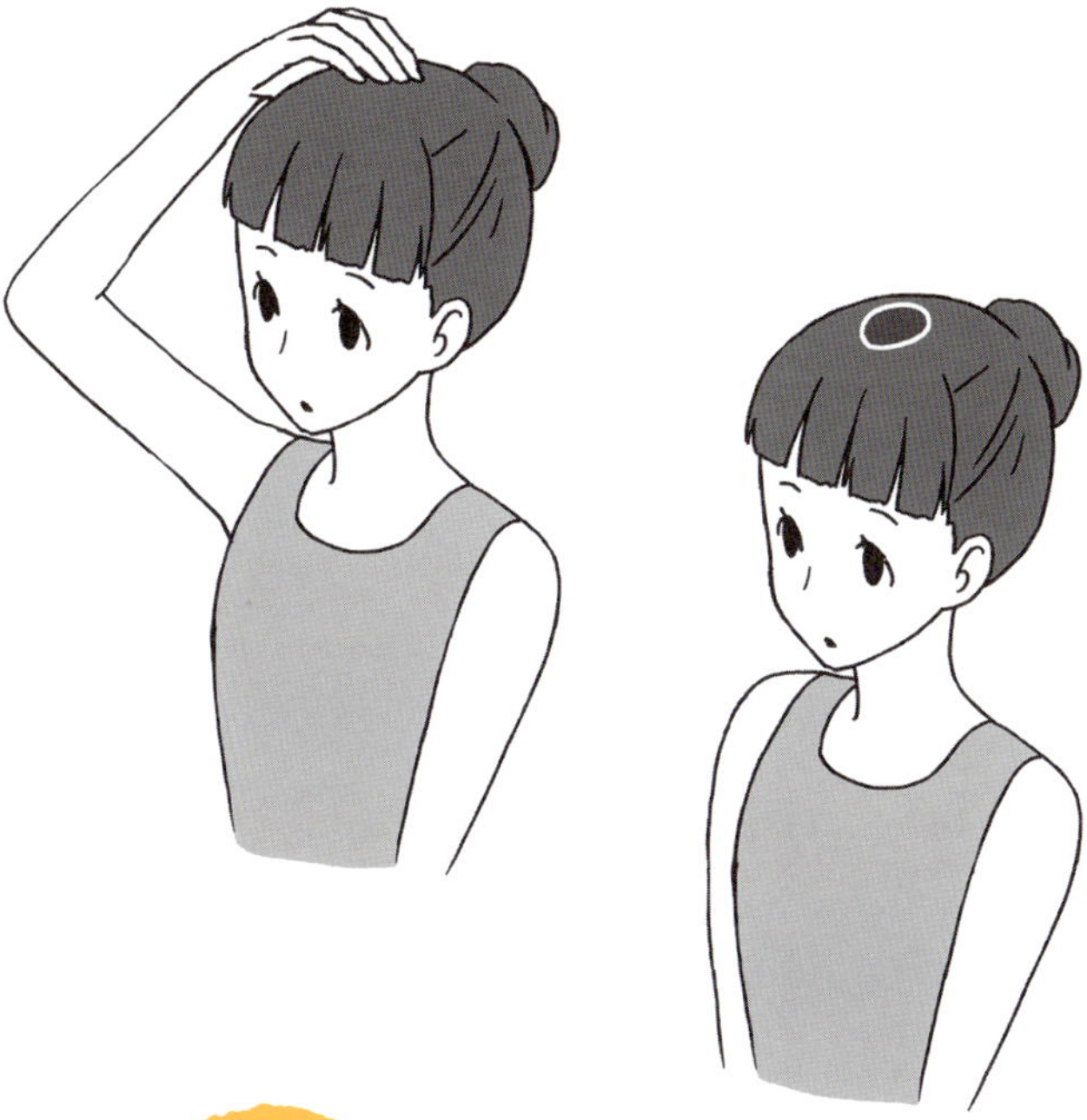

3

排便直後にとても痔が痛む方や
脱肛してしまっている方は、
左右どちらでもかまいませんので、
人さし指、中指、薬指の3本で、
頭のてっぺんを1分くらい、
じっとおさえてください。
脱肛してしまっているものが
ニュ〜ッと入ってきます。
入りが弱い人は、毎日、やってみてください。

前立腺肥大

これは「男性専科」ではありますが、尿の問題のひとつとして、対処法をお教えしましょう。

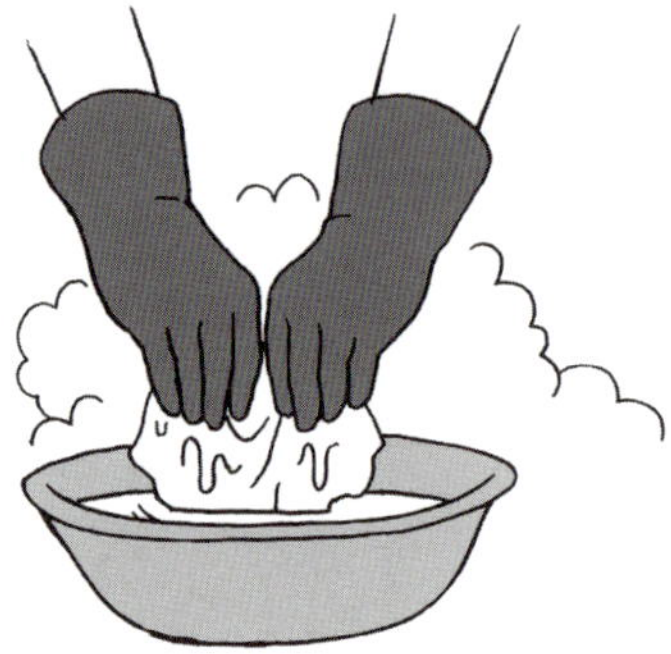

1

熱いお湯で蒸しタオルをつくり、
小さくたたみます。

※タオルは必ず熱いお湯で温めてください。レンジで熱くしたタオルは、単に熱いだけで効果が期待できません。
※タオルをしぼる時は、やけどをしないように必ずゴム手袋を使ってください。

2

①のタオルを左足のヒザの裏にあてて、
そのままじっとしています。

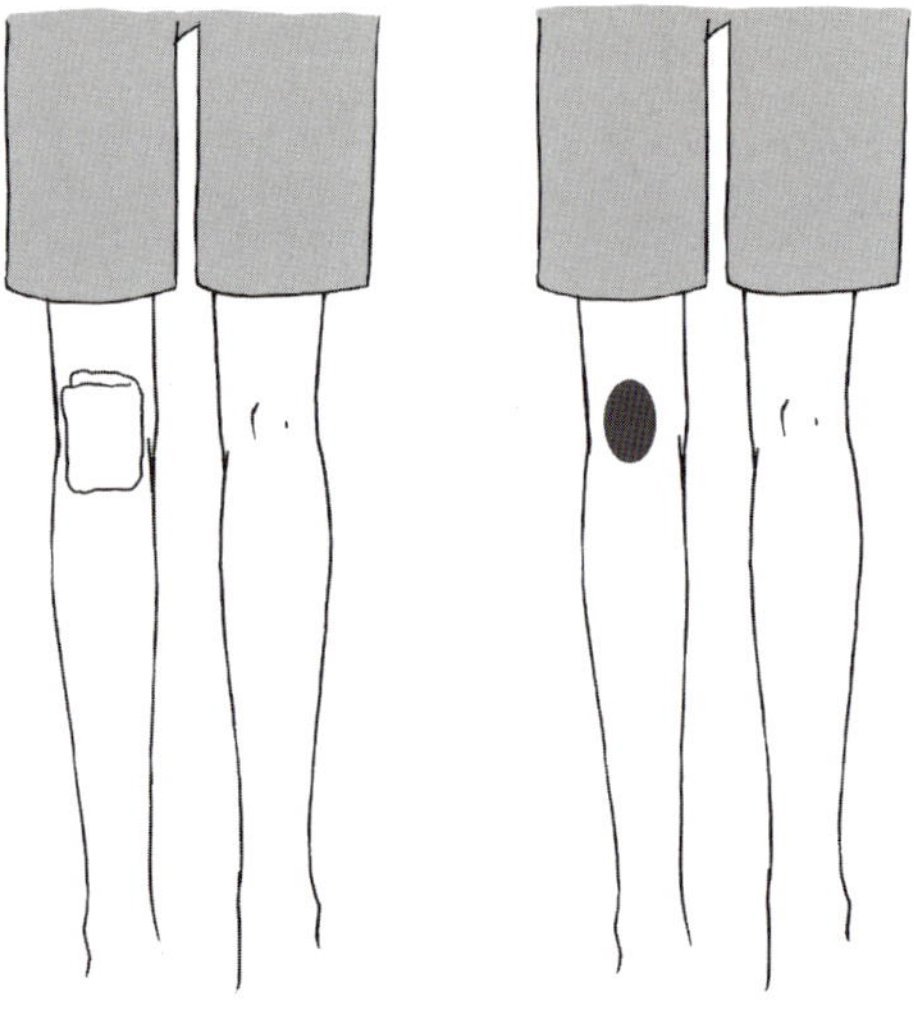

3

冷めたら、また①と同じ方法で
蒸しタオルをつくり、
左のヒザ裏だけを計3回温めます。

4

気がついた時でよいので、
骨盤の下あたりに自分の手をあて、
合掌行気法[57頁]と同じ要領で、
深呼吸してください。

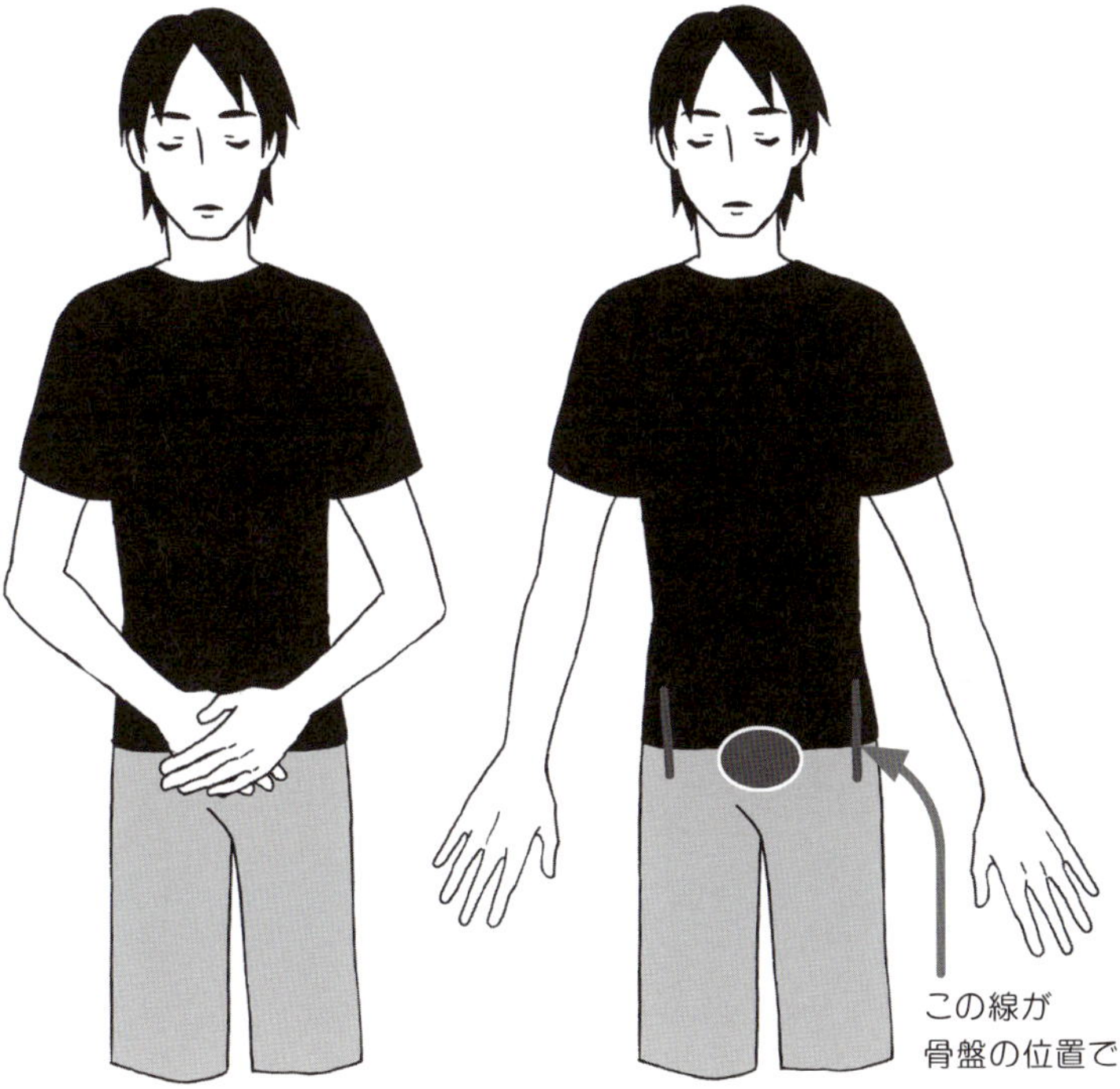

水虫・魚の目・皮膚のトラブル

この対処法は、水虫、魚の目をはじめとする、すべての皮膚のトラブルに効くものです。

けれども、行う時は要注意！

これは恥骨をおさえるものですが、恥骨は体にとってとても大切なところ！　乱暴にあつかうと、たいへん危険な骨です。押し過ぎたり、腰を強く落としたりしないでください。

そして、この対処法は必ず1日1回にかぎること。それと、1週間以上はけっして続けないでくださいね。

また生理中の方や妊娠中の方、小さなお子様は絶対にやらないように。

それ以外の方は、もし、この方法がうまくいった場合、かなりの若返りの効果もありますので、水虫・魚の目でなくとも試してみてくださいね。

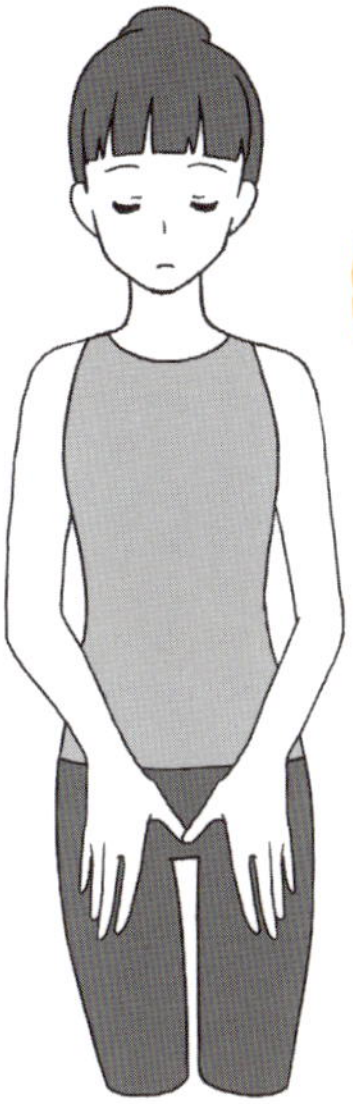

1

あおむけに寝ます。
おへそからまっすぐ
足のほうにたどっていくと、
横に広い骨にぶつかります。
そこが恥骨です。
その骨の真ん中のところに、
両手の親指を重ねて
そっと置きます。

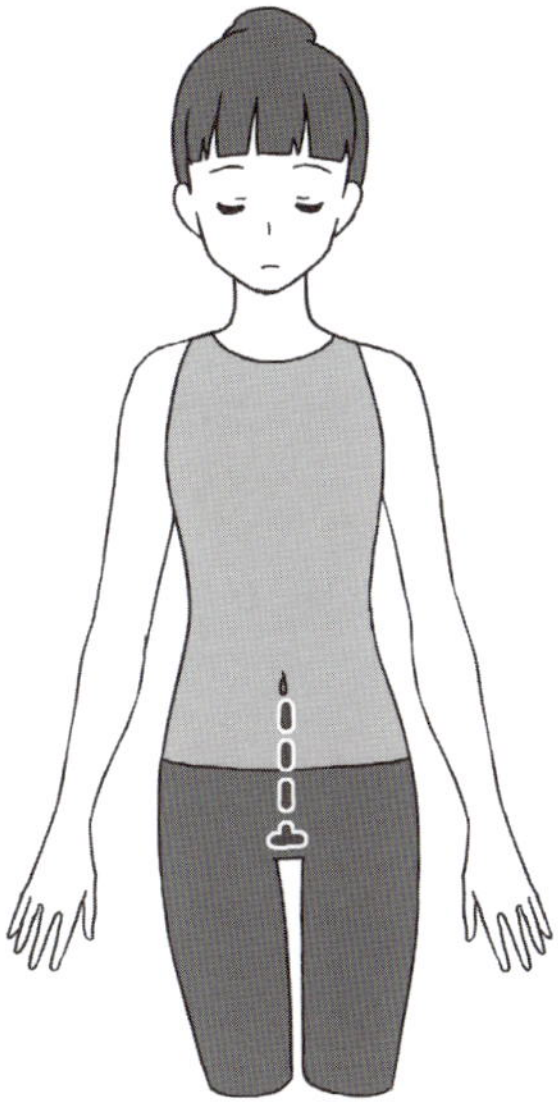

2

息を吸いながら、腰を持ち上げて、
恥骨をちょっと痛みを感じる程度に
親指でおさえます。

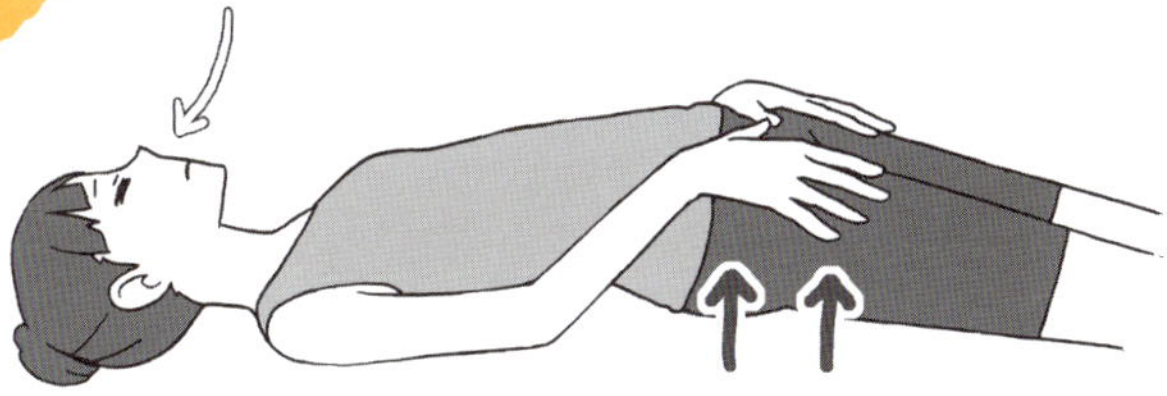

3

息を吐くのと同時に腰をストンと落とします。
そこで指を離します。これを計6回くり返して終わりです。
6回以上はやらないでください。

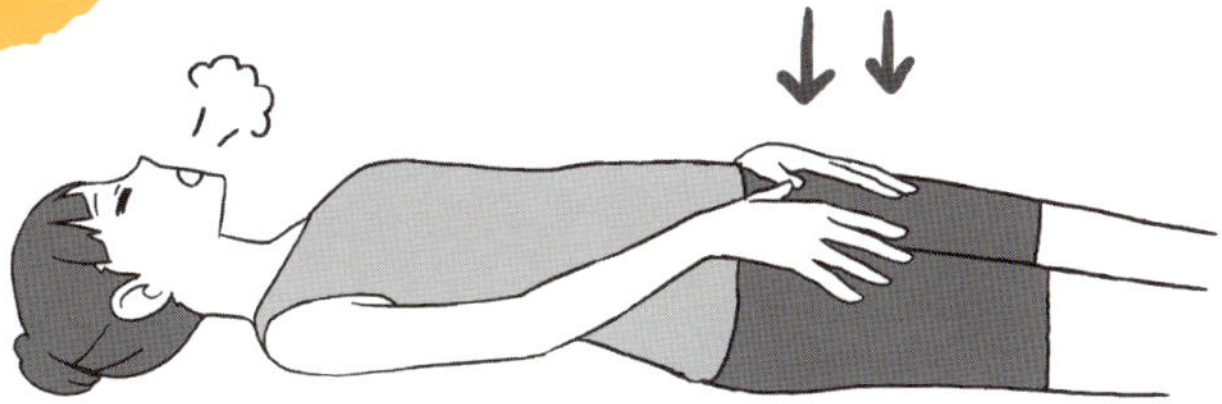

「いざ」という時のための対処法

わたしがこれまでお教えしました対処法は、自分の体を整えることだけでなく、他の人のためにもなるものです。わたしたちが世の中に生きている以上、まわりに気を配ることは本当に大切なことです。

人間というのは本来、周囲の人の痛みや苦しみに無関心ではいられないようにできているのではないでしょうか。なぜなら、人はひとりでは生きていけないからです。

けれども、今の時代、ある程度、「一人暮らし」といったことができるようになり、それはそれで便利な世の中になったとは思うのですが、いつの間にか「自分だけ」という発想が強くなってはいないでしょうか。そして、その分だけ、ひとりひとりが実は孤独で不安になっているのではないでしょうか。

わたしが本当に願っているのは、わたしがお教えした方法で、人と人とが、お互いの痛みを理解しあい、いたわりと思いやりを持って暮らしていただきたいということです。そんな光景をあちこちで見られるようになれば、どんなにうれしいでしょうか。

これからお教えする方法は、まさに、「いざ」という時、自分以外の人のためにも使えるものです。

ぜひとも、覚えていただき、いたわりと思いやりの大切さ、そして、そういった気持ちで人と人とが結ばれる喜びを実感していただければと思います。

熱中症・日射病

風邪やそのほかの体の不調で出る高熱というのは、体の中から発熱することで起きます。けれども、熱中症・日射病の高熱は、外からの高温を受けて、頭部に熱が集まることで起きるもの。ですので、当然処置の仕方が違ってきます。

この方法は頭だけではなく、体中の熱を吸い上げます。

ある大工の棟梁が屋外で仕事をしていて、熱中症になり、病院にかつぎこまれたことがありました。

棟梁が点滴を受けているあいだ、奥さんからわたしに電話がありましたので、この方法をお教えしたのですが、あとで話を聞くと、嘘のように楽になって、その日のうちに仕事を再開することができたということです。

それからというもの、この棟梁は、現場で若い職人さんが熱中症になりそうになったら、タオルを頭にのせてあげているとのこと。それで作業が実にスムーズにいっているそうです。
なお、120頁の「血圧の基本的な調整方法」も熱中症・日射病に効きます
ので、覚えておいてくださいね。

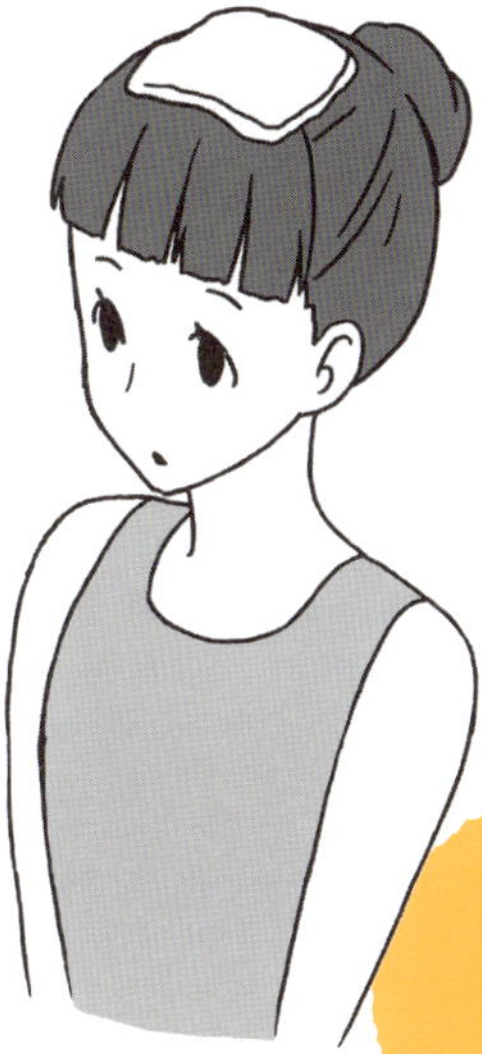

1

タオルをぬるま湯に浸《ひた》して、
ゆるめにしぼります。
少し、しずくが垂れるくらいで結構です。
そのタオルをたたんで、
頭のてっぺんにのせてください。
よく温泉やお風呂につかる時、
頭にタオルをのっけている人がいますが、
あんな感じののせ方で結構です。

2

普通は1回でいいのですが、
ひどい熱中症の場合、
タオルが少し熱くなってきたら、
もう一度ぬるま湯につけて、
しぼって頭にのせます。
これをくり返していると、
スーッと楽になってきます。

悪寒とり

悪寒は冬だけの問題ではありません。夏にはエアコンの冷えにも注意しなければなりません。

これからお教えする対処法は、自分ひとりではできませんので、まわりの人に、手伝ってもらえるよう、お願いしましょう。

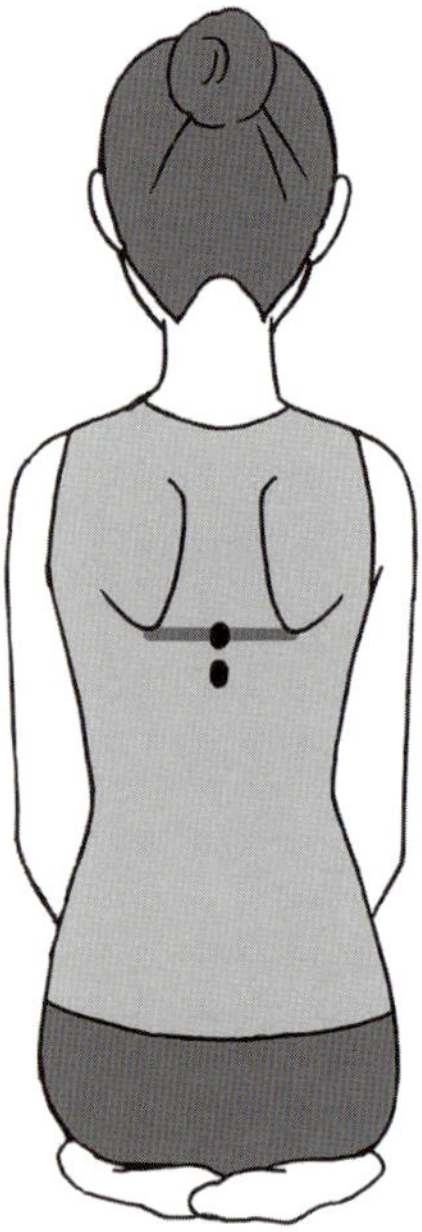

1

正座をして、左右の肩甲骨《けんこうこつ》の一番下のとがった先を結んだ線と、背骨がぶつかったところにある骨と、そのもうひとつ下にある骨を見つけてもらい、その両方に手をあててもらいます。

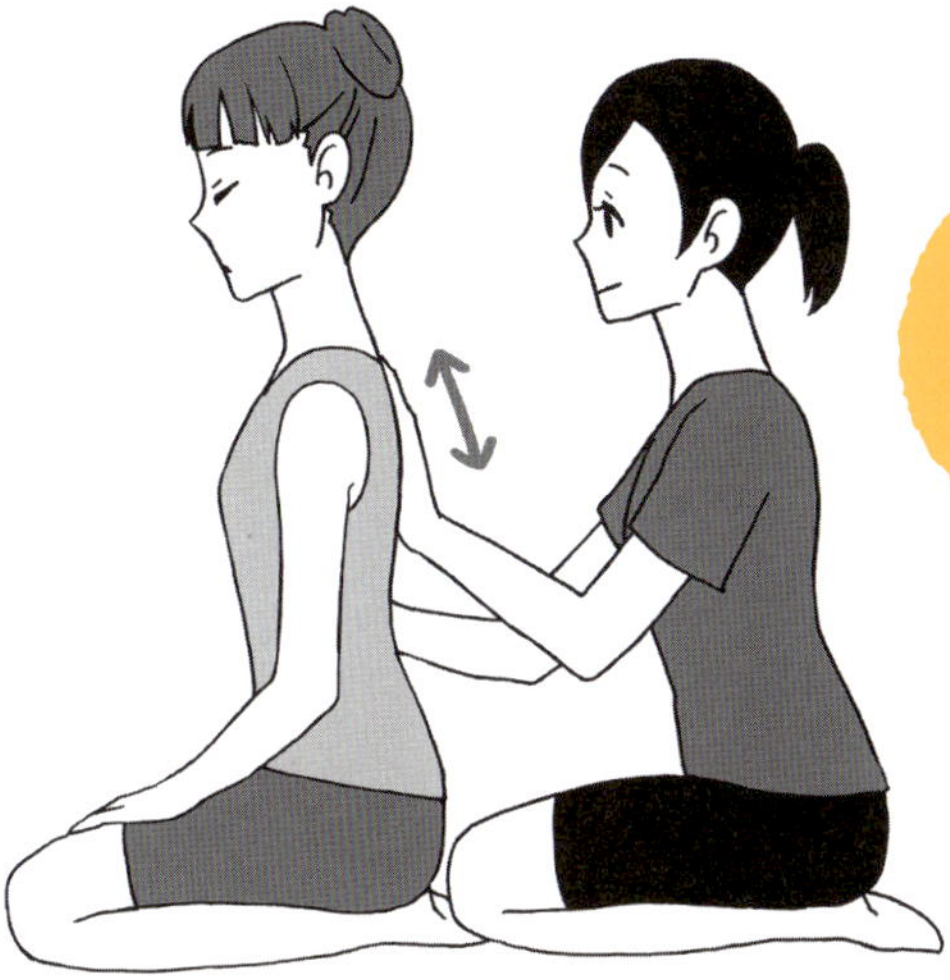

2

あててもらった手を
上下に2〜3回、
さすってもらいます。

3

手をあててもらった骨に
布かティッシュペーパーをあてたあと
口をつけ、温かい息を数回
吹きかけてもらいます。

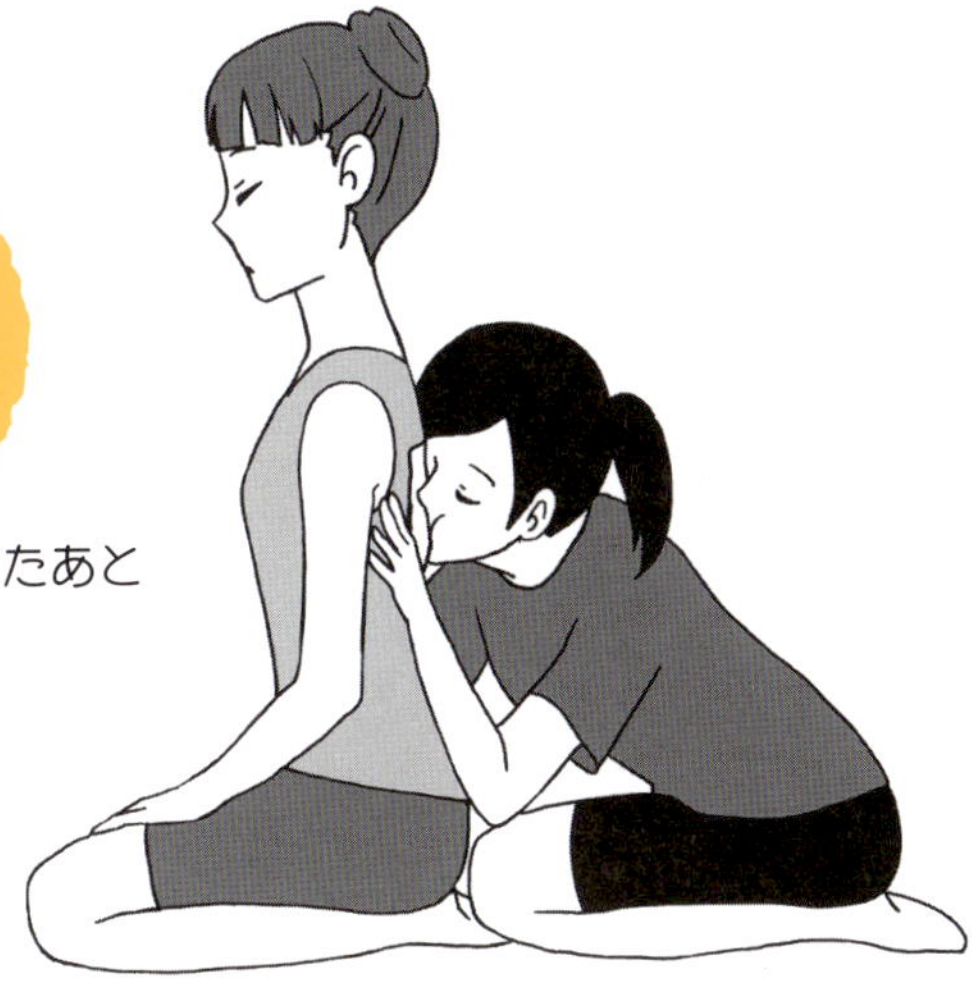

4

最後に足湯［65頁］をすると完璧です。

しゃっくり

突然出てくるしゃっくりというのは結構やっかいなものです。自分がなった時だけでなく、もし、まわりにしゃっくりで困っている人がいましたら、ぜひともこの方法を教えてあげてくださいね。

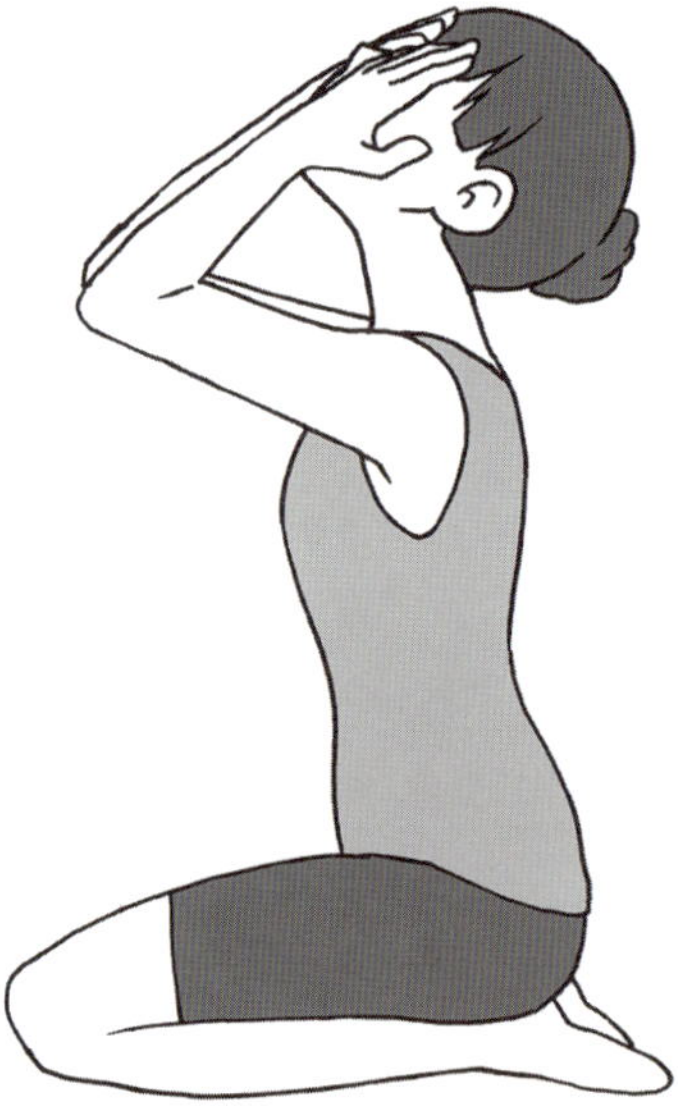

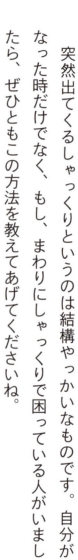

1

天井（真上）を見上げるくらいに
顔を上げて、目をつぶり、
両方のまぶたの上に、
それぞれ指をそっとあてます。

2

①の姿勢のまま、
ゆっくりと呼吸します。
やがて落ち着いてきて、
しゃっくりが止まります。

鼻血など首から上の出血の止め方

子供の場合、お母さんはけっしてあわてたり、大騒ぎをしないように。子供は鼻血そのものより、お母さんの反応にびっくりしてしまいます。

1

まず、出血している人を、床の上にあおむけに寝かせてください。

2

出血しているところが
右半身であれば右足を
左半身であれば左足をヒザ上にのせて、
軽く握ったこぶしで
かかとの骨のところを
ポンとたたいてください。
しばらくすると、血が止まります。
ただし、何回もたたいてはダメ！
2回くらいでやめてください。

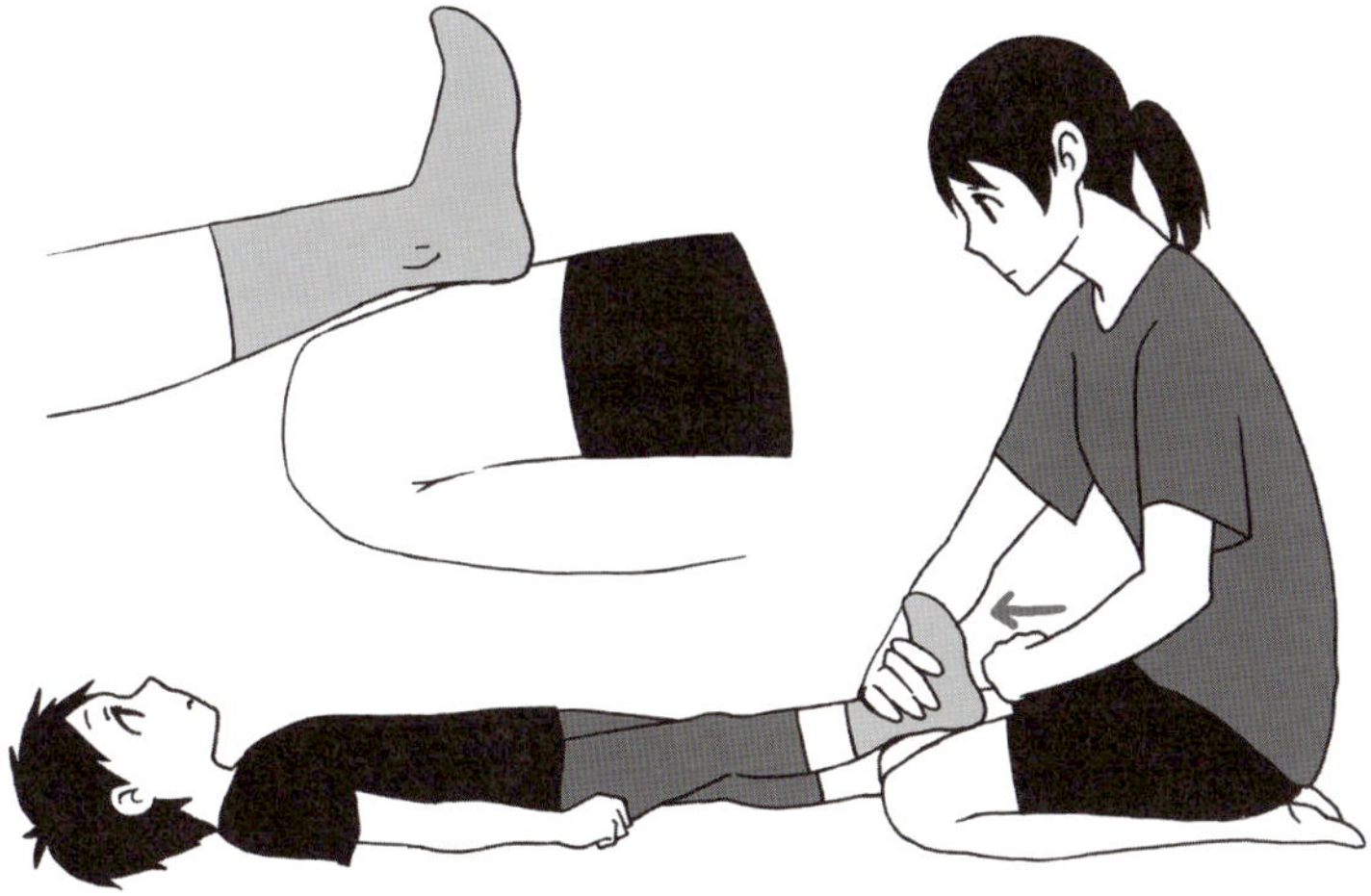

虫さされ・やけど・切り傷・すり傷・日やけ

夏休みにレジャーに出かけた時など、子供が虫にさされたり、けがをすることはよくあること。そんな時は、この方法を思い出してください。虫さされ、やけどであれば腫れがひきますし、傷であれば、傷口がふさがっていきます。

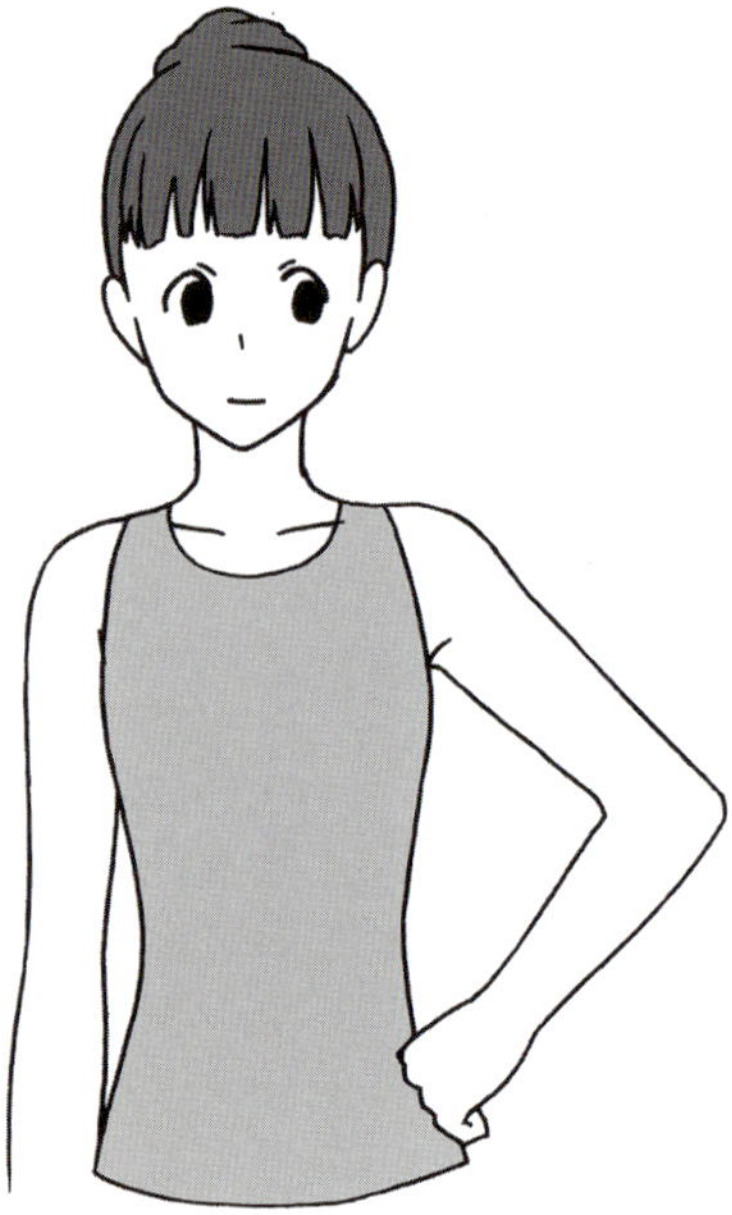

1

治したい場所が右半身であれば右腕、
左半身であれば左腕を
手の甲を腰にあてて曲げてみます。

2

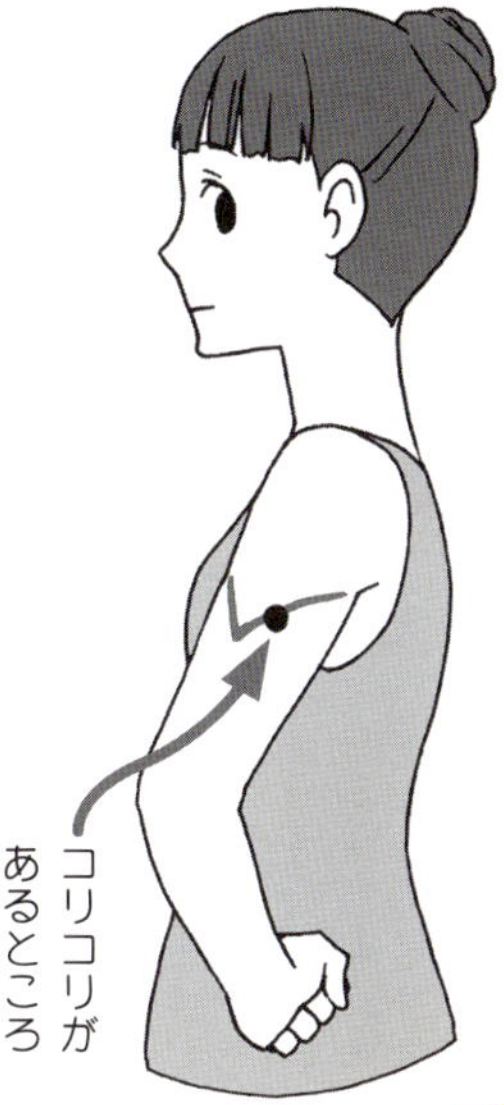

今度は、もう片方の手で
曲がった腕のほうの肩を軽くつまみ、
そのままヒジのほうにそわせていきます。
そうすると、V字形の筋肉
（肩からカコブにかけて、
狭くなっている筋肉です）が
あるのがわかります。

3

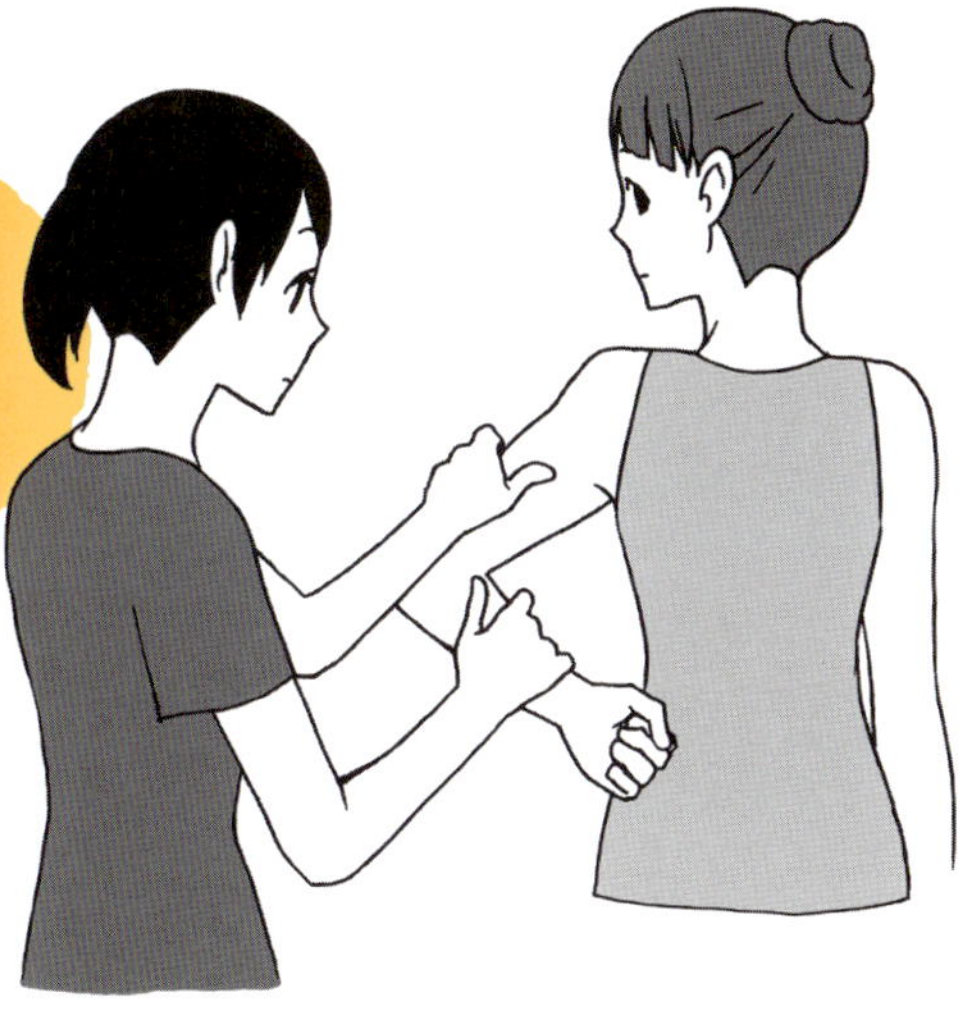

V字形の筋肉の端の
少し上のところに、
さわるとコリコリとする
小さな固まりのような
ところがあります。
まわりの人にお願いして、
そのコリコリに親指を
置いてもらいます。

4

親指をコリコリの位置に置いてもらったら、
残りの指を腕にそえてもらい、
親指を肩のほうに上向きに、押し上げてもらいます。
30秒ほどたちましたら（症状が重そうな時は1分）、
静かに指を離してもらって終わりです。

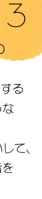

乗り物酔い

わたしの知り合いが、ハワイへの新婚旅行中に、船酔いになっている外国人の小さなお嬢さんを見つけ、この対処法をやって治してあげたところ、とても仲良くなったとのこと。わたしはその話を聞き、とてもうれしくなりました。ちなみに、この方法はどんな乗り物酔いにも効きます。

めまいを伴う車酔いの場合は、120頁の「血圧の基本的な調整方法」をやってみてください。

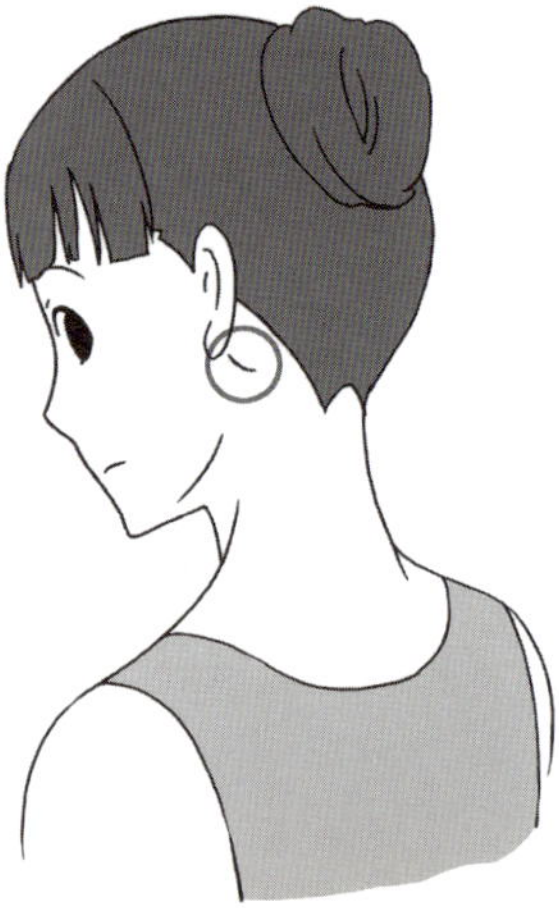

1

耳の付け根で、
耳たぶのうしろのあたりを
さわってみてください。
下に向かって
先がとがっている骨が
ありますので、
左右とも指で探します。

2

左右の骨を比べてみて、
どちらか
ふくらんでいるほうを
見つけます。

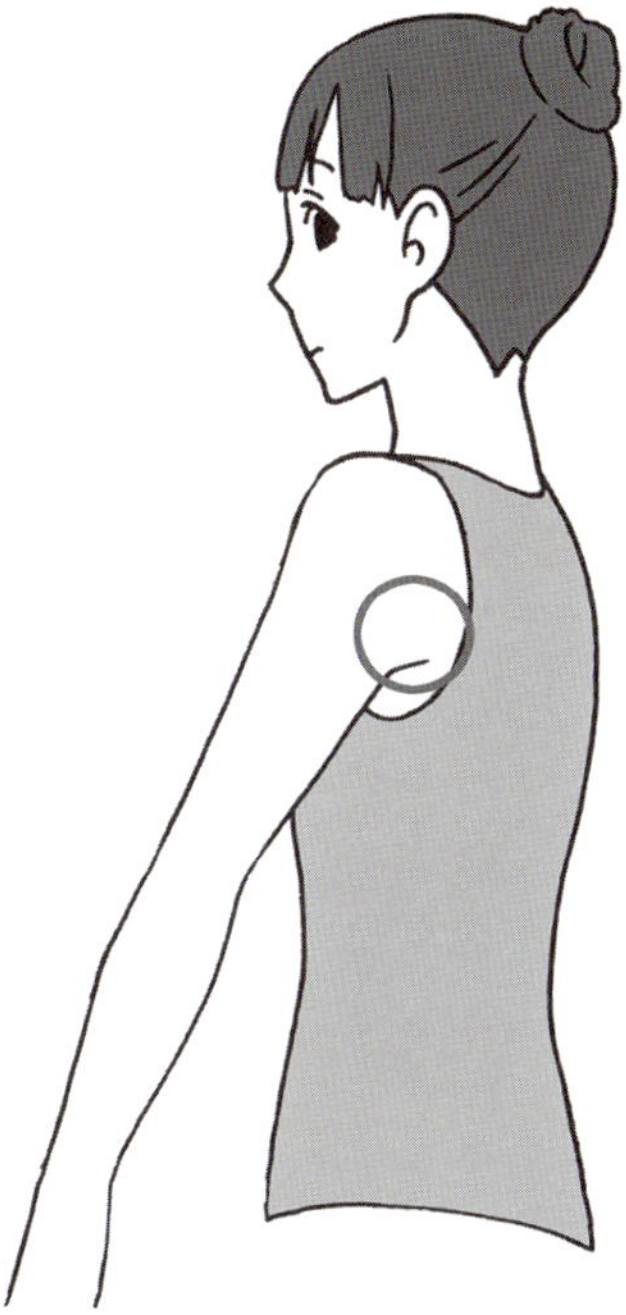

3

②の骨がふくらんでいる側の
腋《わき》の下をさわります。
前のほう（胸側）と、
うしろのほう（背中側）に
水かきのような筋肉が
あるのがわかります。
そのうしろのほうの水かきを、
親指と残りの指でつまみます。

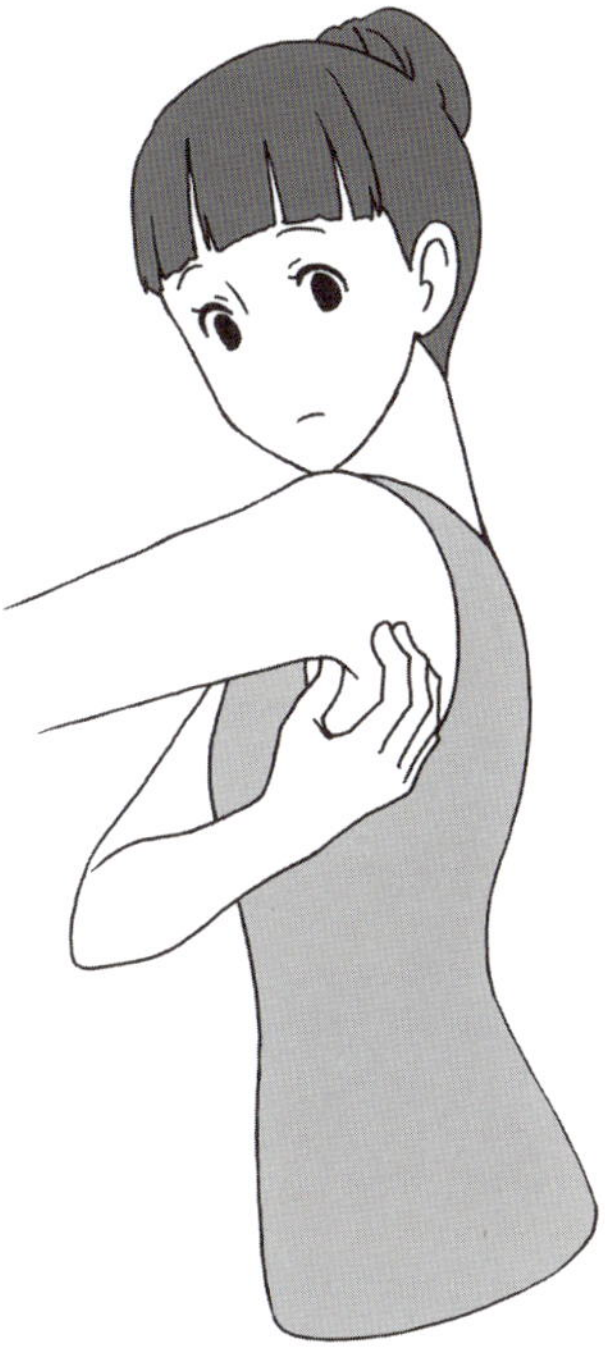

4

水かきに、ちょっと太いすじが
走っていますので、
そのすじごと、つまんだ指で
やや強めに下のほうに、
1回だけ引っぱります。
やがて気分もよくなり、
大きく呼吸ができるように
なると思います。

世にも不思議な体の物語　その3

食べても食べても、まだ足りない……
右足首の捻挫がもたらす「どうにも止まらない食欲」

「あら、あなた最近、太ったんじゃない？」

よくあいさつ代わりにこんな無神経なことを言う人、いますよね。昼間からゴロゴロしていて、テレビを見ながらおやつをポリポリ……なんていう自覚しての食べ過ぎならいいんです。本人も太るのを覚悟のうえでのことでしょうから。

でも、中にはきちんとした生活を送っているのに、いざ食事になるといくら食べても満腹感がなく、肥満になってしまったという人もいるのではないでしょうか。こういう人が「最近、太ったんじゃないの？」と無神経に言われると、自分でも原因がよくわからないだけに、余計傷つきます。

もし、あなたがそうした肥満で悩んでいるとしたら、原因は右足首の捻挫ではないでしょうか？

以前、階段をふみはずしたとか、転んで足首を強くひねったことがなかったか、思い出してみてください。

右足首というのは、胃腸などの消化器とつながりが深い場所で、満腹中枢などの場所とも関わりのあるところ。ここを捻挫すると、時間がたてば腫れはひきますが、捻挫の衝撃で微妙に足首の骨の位置がズレてしまっていると、すぐには完治しません。これを放っておくと、消化器の働きが鈍ってしまい、いくら食べても満腹感が得られない。それでつい食べ過ぎて、その結果、肥満にいたってしまうというケースが多いのです。

参考までに、足首を捻挫した場合の応急処置をお教えしましょう。ひねった足の反対側の手首から先を振ってください。一時的に痛みを和らげる効果があるとともに、強くひねった場合でも、ひどい後遺症に悩まされずにすみます。

女性の健康と美容について

骨盤体操

男性の場合でしたら、ちょっとぐらい生活が乱れても、「あの人、男らしくなくなったんじゃないの」なんて言われる人は、いませんよね。けれども、女性の場合、体のリズムがきちんと整っていないと、「女性らしさ」は生まれてきません。ここが男性と女性の大きな違いです。

ところで、「女性らしさ」の源は、体のどこにあるのか、ご存じですか?

実は、腰にあるのです。美容の問題だけでなく、妊娠、出産の問題、老後にまで、腰は関わってきます。

ですので、もし、あなたが女性で、下半身が冷えるような衣服を着ているのなら要注意! すぐに、温かい服装に着替えてくださいね。床にお尻をついてテレビを見たりするのもいけません。わたしの師匠・上田唐山《とうざん》先生によると、その師匠の野口晴哉《はるちか》先生は、「あぐらは野蛮人の座り方だ」と、よくおっしゃっていたということです。また、野口先生は「分娩後に起こった異常の90パーセント以上は骨盤調整をするとよくなる」ともおっしゃっていたと教えてくださいました。

ところで、野口先生も唐山先生も、まごうかたなき整体の第一人者ですが、ひとつだけ、体についていえば、お二人とも男の方でした。ですので、人の骨盤についてはつぶさに観察し、深く理解なさっていたのですが、実際に自分の体で生理や出産といった体験をすることはできませんでした。

そこで、唐山先生はわたしに、「まみちゃんは骨盤と生理の関係や、骨盤が女性の体と心にどんな影響を与えるのか、自分の身で知るように」と諭《さと》してくださったのです。

こうして、わたしは女性の骨盤の状態に注意を払うようになり、いくつものことを知ることができました。

たとえば、何かの原因で、骨盤の開き具合が左右でそろっていなかったり、骨盤が下がって元にあった位置にもどらなかったりするとしますよね。そうすると、なんとなく脚が短くなったような感じで胴が長く見えるようになります。歩く姿も腰から動かずに、ヒザから下だけをチョコチョコと動かすようになる——そんな姿、ちょっと想像してみてください。実に見栄えが悪い歩き方ですよね。こんな具合に、もし骨盤に問題があると、外見的な美しさが女性からなくなってしまうのです。中には骨盤が原因となって、若いのにシワやシミがあらわれるようになってしまった方もいます。

それだけではありません。骨盤に問題があると、出産後でも母乳が出にくくなったり、時にはまったく出なくなってしまうこともあります。しかも、骨盤は心にもとても大きな影響を与えます。訳もなくイライラしたり、ひどい咳き込みに苦しむ方もいるのです。

本当に女性にとって、骨盤の状態はとても大きな意味を持っているのです。

さて、ここまで骨盤の大切さについてお話ししましたが、みなさんに、ぜひとも注意していただきたいことがあります。

「女性特有の生理の問題も、更年期の問題も、美容も、実は骨盤の問題です」などと言うと、すぐに「骨盤の歪《ゆが》み」と言う人がいますよね。

けれども、けっして間違ってはいけません！　骨盤は動くものであって、そう簡単に歪んだりはしないのです。何でもかんでも「骨盤の歪み」の一言で片付けるのは、人間本来の動きに対して、ちょっと無神経です。ましてや「骨盤が狂っている」と言うにいたっては、もう言語道断！

だらしのない生活をして骨盤の動きを悪くしないかぎり、骨盤は前後にも上下にも動くのです。ですので、けっして乱暴なあつかいをしたり、無理なエクササイズや体操をして骨盤に負担をかけないようにしてください。

これからお教えする体操は、負担をかけずに骨盤を整えるものです。この体操で、あなたの骨盤も、しなやかで、やわらかなものになります。

ただし、若い方で生理中や分娩前後の人は、この運動はなさらないでくださいね。

1

あおむけになり、足首を曲げてください。この時、かかとで空気を押すようにしながら、できるだけ足の指が手前にくるようにして、アキレス腱を伸ばしてください。

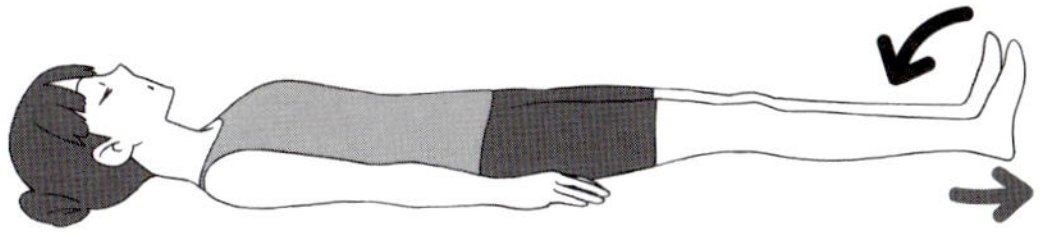

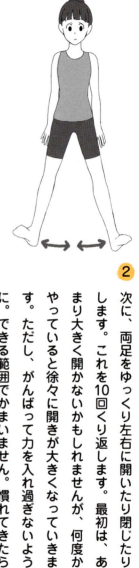

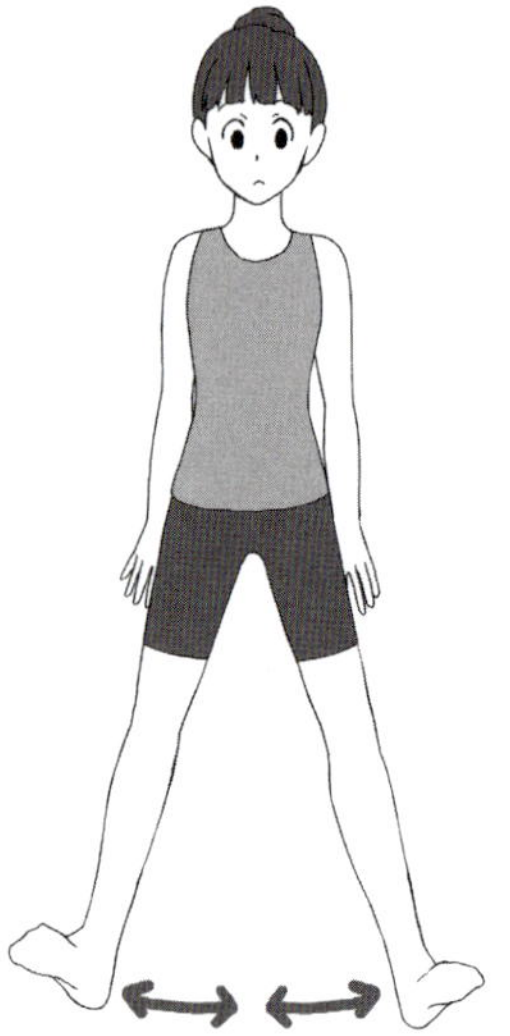

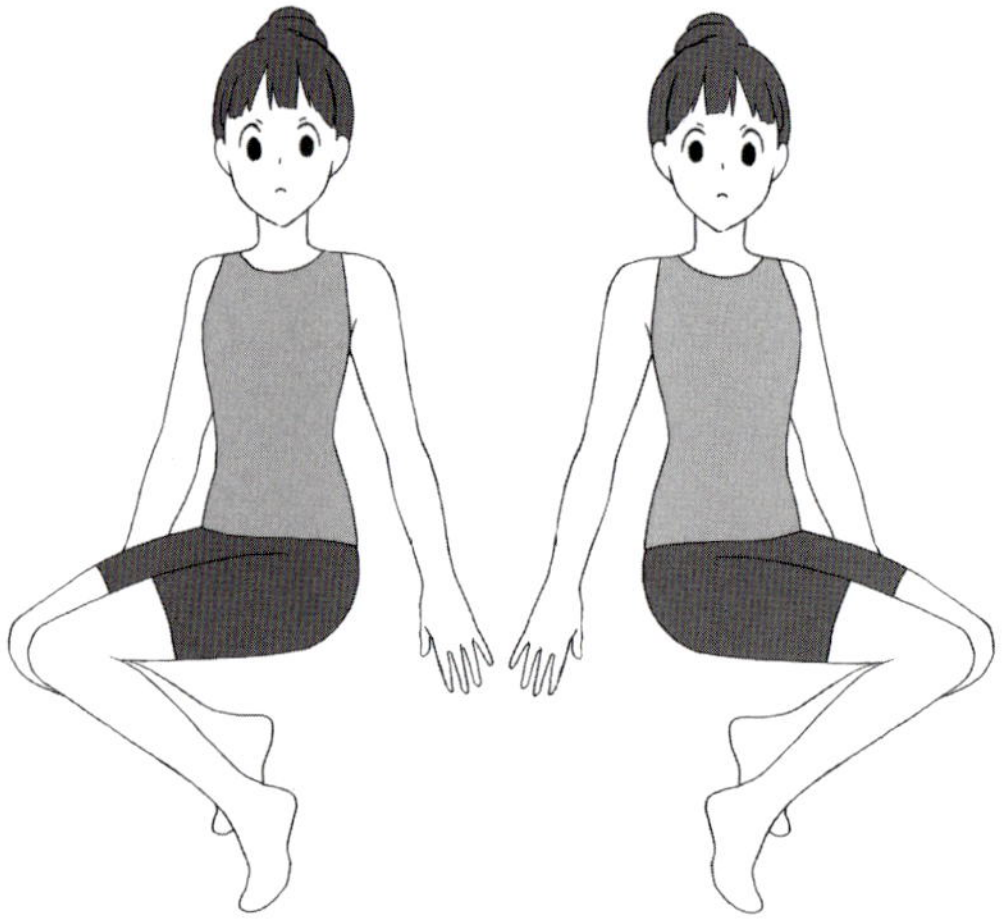

2

次に、両足をゆっくり左右に開いたり閉じたりします。これを10回くり返します。最初は、あまり大きく開かないかもしれませんが、何度かやっていると徐々に開きが大きくなっていきます。ただし、がんばって力を入れ過ぎないように。できる範囲でかまいません。慣れてきたら、少しリズミカルにやってみましょう。

3

あおむけのまま、両ヒザを立てます。そのヒザをそろえたまま左、右、左、右……と左右1回を1セットとして4セット、横に倒します。この時、リズムをとって、「1、2」でゆっくり倒して、「3」で元の立てた形にもどしてください。また、できるだけ両手を広げて、肩や背中を浮かさないようにしましょう。

ところで、骨盤のお話をするうえで、もういくつか、知っておいていただきたいことがあります。

ひとつは、女性の方は、足首を大切にしてほしい、ということ。

男性と女性の体で最も大きな違いは、男性の体は骨盤周辺が調整されることで全体的に変化を起こし、スムーズに経過していくのですが、女性の場合、手首や足首、それと首などを調節しないと、骨盤が整ってこないのです。

手首と足首、骨盤のあいだには深いつながりがあります。たとえば、足首を捻挫すると、骨盤に問題が起きることがしばしばあります。

足首といえば、女性として気になるのは靴でしょうか。やはり、足もとが不安定だったり、ズルズルと足を引きずるような歩き方をしても、足首に負担がかかります。そうすると、骨盤に影響を与え、それが原因となって生理痛、生理不順、生理過多が起きたりする。そうなってしまう人は実に多いのです。中には、子供ができにくくなってしまったり、出産が重く難産になってしまった人もいます。

ですので、けっして手首や足首を雑にあつかわないでくださいね。

骨盤に関して、もうひとつ、知っておいていただきたいのは、骨盤の問題は、実は男性にも関わっているということ。女性が女としての魅力を発揮することで男性が奮起するように、男性が男として魅力的でなければ、女性は華やかさを十分に発揮できません。

ですので、お母さんは、男の子を家でけっしてゴロゴロさせないように。寝ころんだ姿勢でゲームをやったり、テレビを見ていると、しっかりとした腰ができなくなります。腰に力がつかないと決断力がつきませんし、世界に誇る日本人独特の男らしさがなくなってしまいます。

わたしの師匠である唐山先生は、言葉も九州訛りで、どちらかというとちょっと恐い感じの方でした。ところが、実はとても魅力があるのです。「唐山先生に会いたくて」「お顔が見たくて」と通ってこられる方もたくさんいらっしゃいました。

男らしいのです。歩く姿は腰が決まって、颯爽《さっそう》としているのです。飾らない言葉の端々に隠れているやさしさに涙を流している方は何人もいらっしゃいました。

腰に力があるというのは、そういうことだと思います。男の方がかっこいい時代に生きた一人だと思うのです。

男の子を強くやさしく育てられるのはお母さんです。

世のお母さんが上手に子育てができるように、うしろから上手に包みこんでいくのがお父さんの仕事だとわたしはアドバイスしています。
世のお父さん、がんばってくださいね。

生理痛体操

女性の体をよく見ていると、体に大きな変化が訪れる時期が2回あります。それは「初めて生理があった時」と「生理がなくなる時期」です。それほど、女性にとって生理の問題は大切なのです。

今から50年から60年くらい前までは、女の子の生理の始まりは15歳から17歳くらいでした。現在の12、13歳、早いお嬢さんだと10歳という年齢を考えると、初潮を迎える年齢は早くなっているようです。

生理を初めて迎える時期は、体はもちろん、心にとっても本当に大切な時期です。生理のまだない女の子は、風邪をひいたり、転んだりしても、男の子と同じようにあつかってもだいじょうぶ。けれども、初潮を迎えたならば、そうはいきません。妊娠や分娩ができるように成長を始めたのですから、それなりの対応をしなければなりません。

しかも、この時期から、女の子は「はじらい」や「気どり」という気持ちを持つようになります。周囲にいるわたしたちは、そういった女の子の気持ちを大切に育てなければなりません。その気持ちが、女性としての「しとやかさ」や「慎み深さ」へと成長していくからです。

一方、生理がなくなる時期になると、女性がとらなければならない栄養量は少なくなります。ですので、栄養のとり過ぎには気をつけてくださいね。

生理があるあいだ、女性は子供を産み、育てるために、その分だけ体がエネルギーをほしがります。けれども、生理が終わったのに、以前と同じ量の栄養をとり続けると、歯の痛みでも、腰の痛みでも、普通より強く感じたり、体が不必要なものをつくったりしてしまうのです。場合によっては、エネルギーがありあまって、嫉妬深くなったり、意固地になったり、怒りっぽくなってしまうこともあります。

ところで、生理というのは、やはり、骨盤と深い関係があります。

生理の時期を見る時、わたしたちは骨盤の動きで判断します。右の腰が下がり始めて2日、そしてそれが少し開くと生理がきます。その動きがスムーズであれば、何の問題もないのですが、生理が始まっても右側が下がりきらない時に痛みを覚えるのです。

ですので、骨盤がスムーズになれば、生理痛は軽くなります。

実はわたし自身、初潮があってから唐山先生にお会いするまでの14年間、毎月激痛に苦しめられ、薬を飲まなければ起き上がることができませんでした。けれども、唐山先生から次の体操を指導していただいてから、この悩みから解放されました。

なお、この体操は生理痛以外のおなかの痛みや腰の痛みには逆効果です。

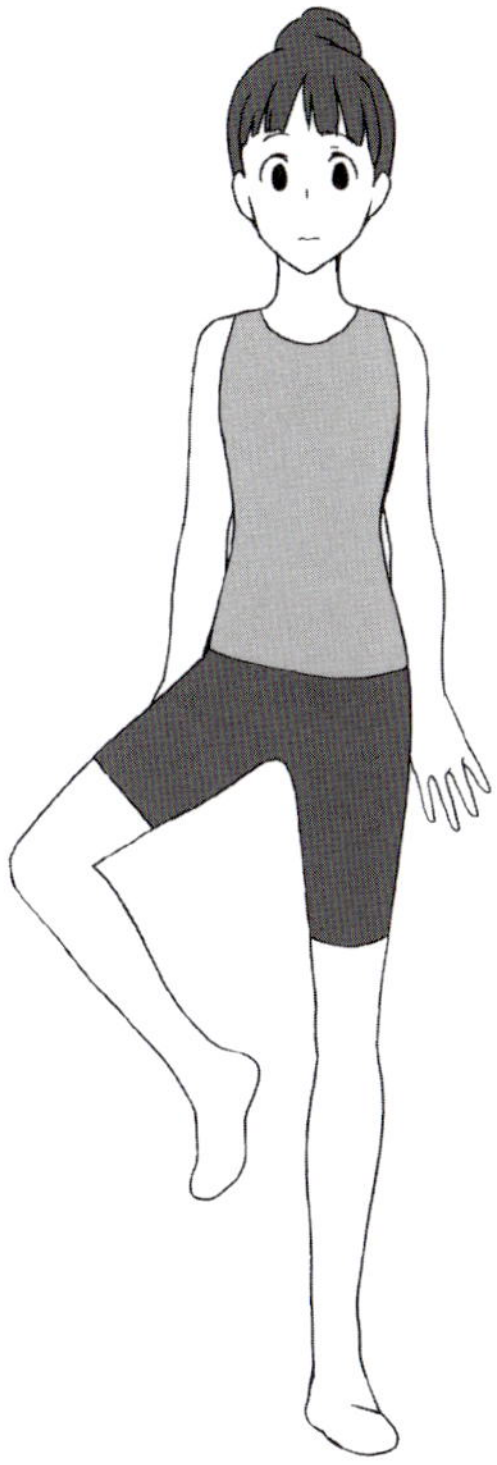

1 あおむけになり、右足だけヒザを外側に曲げて、「く」の字にします。

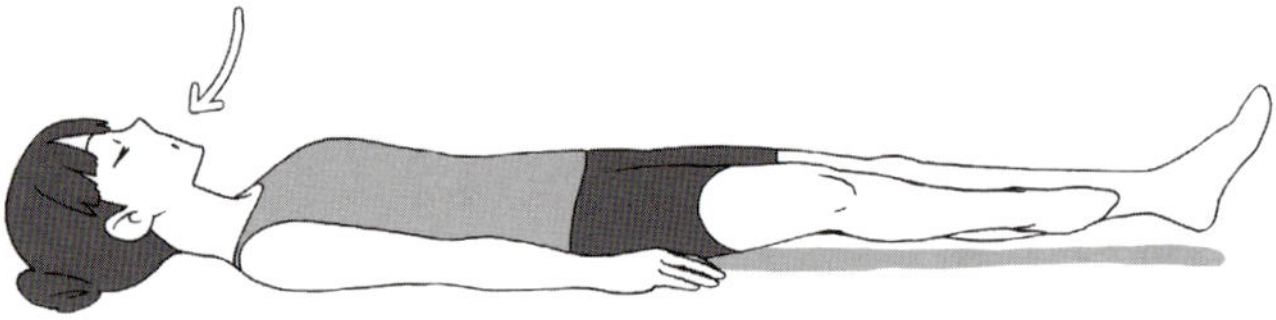

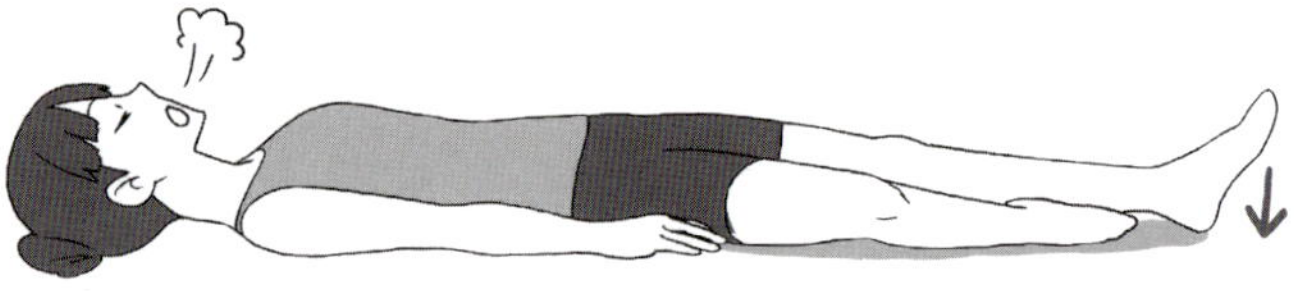

2

息をゆっくり吸いながら、両足のかかとを2センチくらいあげる気分で持ち上げます（あくまでも感覚で、測る必要はありません）。

3

5秒間、そのままの形を保ちます。

4

5秒間耐えたら、息を「ハッ」と吐いて両足のかかとをパタンと落とします。

5

呼吸が整うまで、あおむけのままで静かにしています。

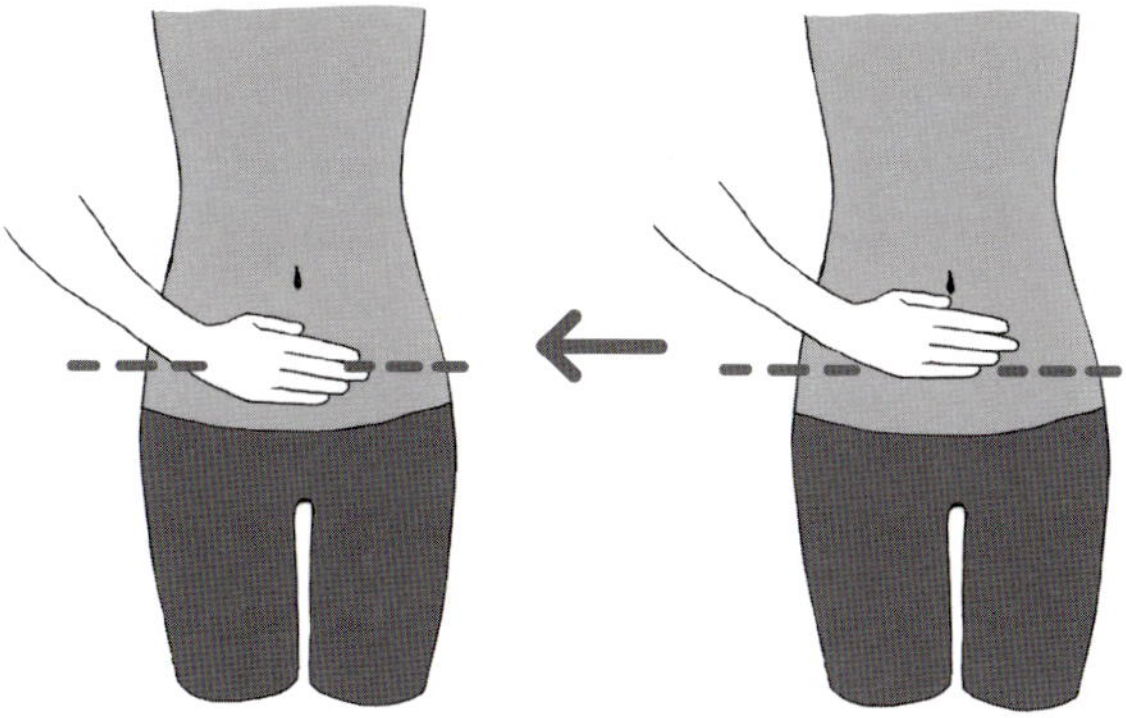

6

「く」の字にした右足を伸ばして、おへその真下に手のひらを置き、人さし指、中指、薬指、小指と横に並べてください。その小指があたるあたりに、今度は両手の手のひらを重ねて置いて、3分くらい合掌行気法［57頁］の要領で呼吸します。

※強くやると頭痛が起きる場合があります。くれぐれも、やさしく。

顔の美容

女性にとって、表情の美しさは誰でも気になるもの。なかでも、やはり、「はり」は、ずいぶんと印象を左右しますよね。

顔のはりを出すためには、次の方法をおすすめします。

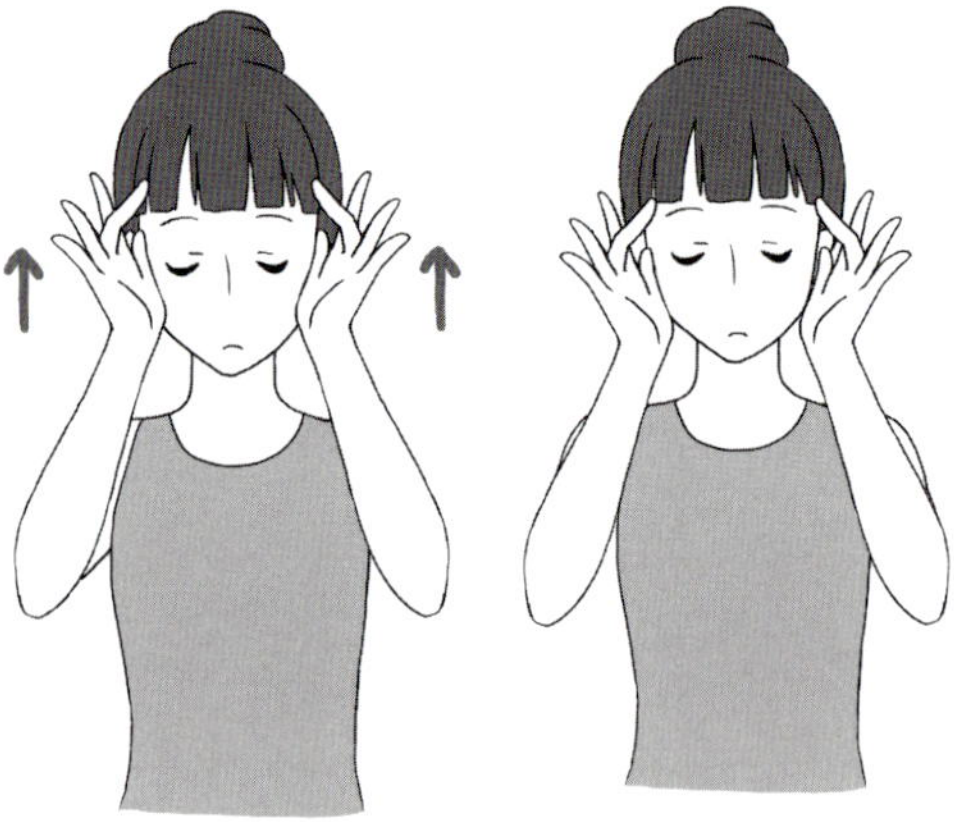

1 両方のこめかみのところに、それぞれ中指をあてます。

2 静かにさわるようにして「1、2、3、4、5」と数えながら軽く皮膚を上に持ち上げます。

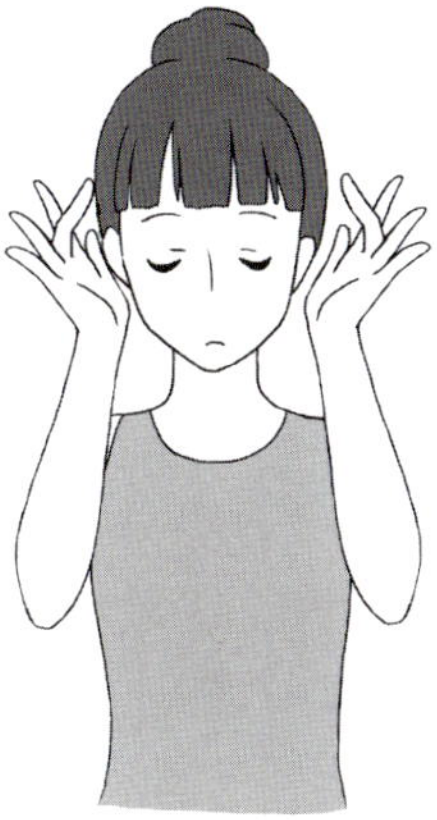

3 数え終わったら、そのまま指をパッと離します。

これを3〜5回、くり返します。

この方法は、顔だけでなく、腕のシワまで少なくなったとおっしゃる方が結構いらっしゃいます。ぜひ試してみてくださいね。

さて、表情で一番大切なのは目ですが、目については、「目の疲れ」［74頁］の対処法をやってみてください。目にうるおいが出てきます。

目の次に大事なのは、口でしょうか。

「目は口ほどに物を言う」といいますが、やはり話をしていると、相手の視線が口に来ることが多いですよね。

口の動かし方のきれいな人は、その方を品よく見せるものです。
ここでは、口を小さくする方法をお教えしましょう。

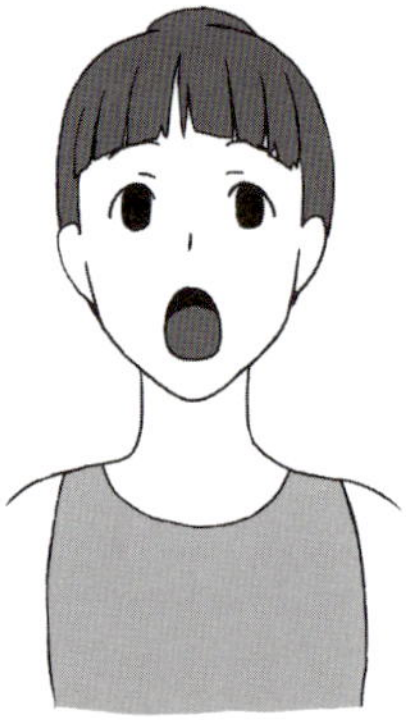

1 口をタテに大きく開けます。

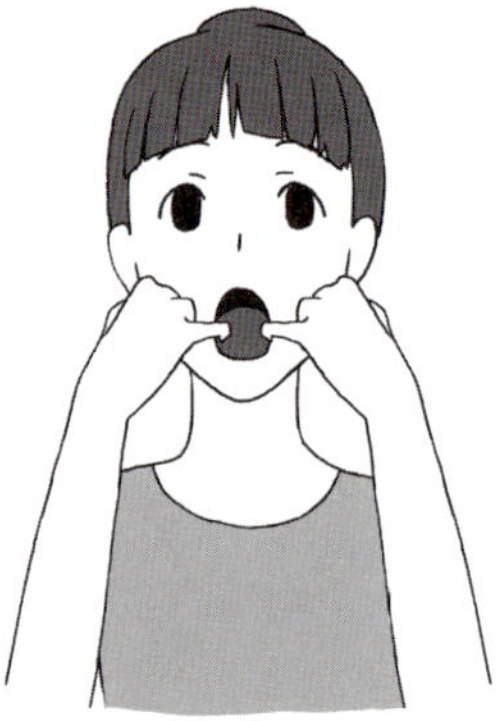

2 両方の小指を、第一関節までくちびるのはしに入れます。

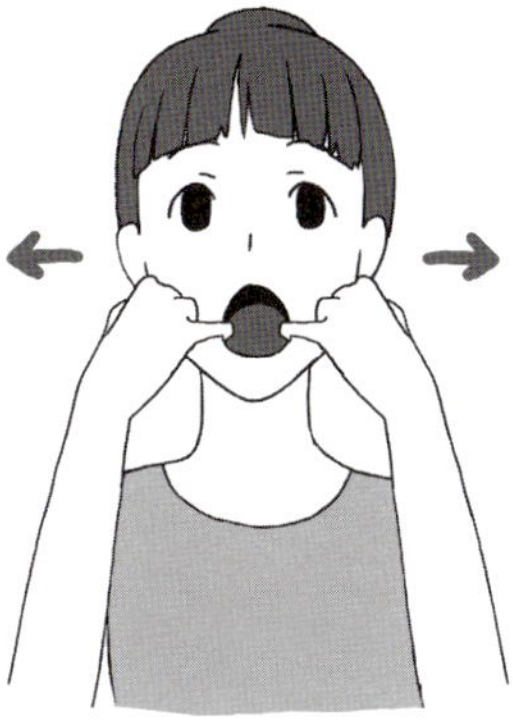

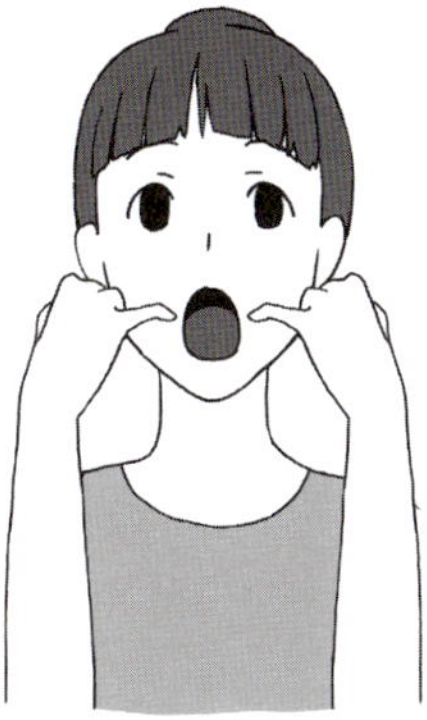

3 **そのまま、静かに、ていねいに横に向けて広げます。**

4 **3秒くらい広げたら、パッと小指をはずします。**

これを1日2回やります。


この方法をやると、3日間くらいで効果を感じるはずです。

ただし、やり過ぎには要注意。口が小さくなり過ぎて困った人がいます。

それと、15歳以下のお嬢さんも控えてくださいね。15歳までは、何といっても自然のかわいらしさが一番ですから。

世にも不思議な体の物語　その4

「口は災いのもと」でいつもしくじってしまう……
貧乏神の意外なすみか

以前、わたしのところに「貧乏神を取ってほしい」と言う、見るからに人相がいいとは言えないYさんという男の方がお見えになりました。もちろん、わたしは今まで貧乏神を取った経験などありません。でも、Yさんは「とにかく自分は人から嫌われる。仕事で交渉しても、うまくいったためしがない」と言うのです。まわりの人からも「Yさんには貧乏神がついているんじゃないか」とささやかれていました。

あまりに必死に頼まれるので、Yさんの体を見たところ、腰に打撲のあとがありました。聞けば、若い時に柿の木から落ちて、腰を強打したのだとか。打った拍子に骨盤をひねっていることもわかりました。

ところで、仕事で相手と交渉していると、先方と意見が違うといったことは、しばしばあることですよね。そんな時、普通なら「それは違うと思います」とソフトに反論します。でも、Yさんはそうではありませんでした。「それは違うだろう」と言ったあと、必ず余計な一言がついてしまう。「それは違うだろう。バーカ」――この「バーカ」の一言で相手は腹を立ててしまい、交渉はすべておじゃんになってしまっていたのです。本人はそのことを十分わかっているのですが、最後に「バーカ」をつけないと、どうにも腰のあたりがすっきりしないと言うのです。

Yさんの貧乏神の原因は、もうおわかりでしょう。骨盤のねじれがYさんをいつもイライラさせ、余計な一言を言わせていたのです。

わたしは骨盤を自然な状態にもどしてあげました。数日後、Yさんが地元のお菓子を手土産にお礼に来てくれました。以前の人相の悪さはすっかり消えて、ニコニコしています。連れの方に言わせると、「Yさんが人に物をあげるのを初めて見た」とか。

笑い話のようですが、このように腰の打撲が人の性格まで悪くしていることが実際にはあるのです。もし、あなたのまわりにYさんのような人がいたとしたら、それは打撲によるものかもしれませんね。生まれながらに性格の悪い人なんて、いないのですから。

能力開発法

これからお教えする能力開発法は、自分はこうなりたい、というイメージを具体的に持ってやってください。単に、目先の困ったことをちょっと解決したいからと始める人には、効果はありませんから、そのつもりで。10年、20年と続けることで、能力は深まっていきます。

推理力

「推理力」というと、つい、探偵小説やサスペンスドラマを連想してしまいますよね。けれども、「推理力」というのは、実は「気づく力」のことなのです。

ですので、次にお教えする方法で訓練すると、今まで気づかなかったことが、いろいろと見えるようになってきます。日頃の生活でいえば、まわりの人の発した一言から、「この人はこんなふうに感じているのだ」とか、「こうしてほしいのだ」ということを理解できるようになります。一言でいえば、「思いやる」力が推理力なのです。

ですので、この力を今ある以上に磨きあげると、周囲への気配りがうまくなります。

もちろん、それ以外の「効能」もあります。

この方法で、苦手だった数字の計算が素早くできるようになったり、会社での営業成績が上がったという人がたくさんいるのです。

1 カチコチと音のする時計を用意します。

2 眠る前に、①の時計を寝床から、かすかに聞こえるか、聞こえないかというところまで離して、そのまま眠ります。

3 次の日は、①の位置からさらに10センチ離れたところに時計を置きます。その翌日はさらに10センチ、その翌日は、もうさらに10センチ……と1日ごとに10センチずつ離していきます。そして眠る時に、そのかすかな音が聞こえてくるかどうか、耳を傾けます。

4 1週間続けたら、そのあと3週間休みます。ここまでを1サイクルとして、これを3回くり返して、そこで終わりにします。これを1年に1回、やってください。

「1週間やって3週間休み、これを3回くり返す」というサイクルは必ず守ってくださいね。やり過ぎると、神経過敏になってしまいます。

集中力

人間というのは、一度にひとつのことしか考えられません。ですので、集中力があるというのは、一度にあれこれ考えることができるのではなく、ひとつのことを長い時間、考えていられるということです。集中力がないと、結論も出せなくなるし、思考をつみ上げることができない。人の話を聞きながら完全に理解することもむずかしいのです。

そんな方は、ぜひとも次の方法を試してみてください。

1 できれば昼間、それも午後2時から3時のあいだが最適なのですが（いろいろな事情でむずかしい方が多いと思いますので、そういった方は、できる時間でかまいません）、目をつぶって座ります。

2 自分の息を数えます。吸うごとに「1、2……」と数えて、20くらいまで数えます。呼吸の際には、普通に吸って、ゆっくり口から吐いてください。

この方法を始めるにあたっては、まず、数える呼吸の数の目標を20くらいにして、慣れてきたら徐々に増やすことをおすすめします。

ちなみに、わたしの師匠の唐山《とうざん》先生は３００ぐらい数えていらしたそうです。いったい、どれくらいの時間がかかったのでしょうかね。

記憶力

受験生はもちろんのこと、学生から社会人になっても、記憶力というのは、人がほしがる力のひとつだと思います。

記憶力を伸ばすには、どうすればよいのでしょうか。

そもそも、人は、「記憶しなければならない」と思わなくても、覚えていることがたくさんありますよね。唐山先生から、「野口先生は、訓練などしなくとも恋人のことは忘れないとおっしゃっていた」とお聞きしたことがありますが、恋人のことであれば、記憶しようとしなくても、自然と覚えてしまうもの。わたしはその話を聞いて、「なるほどな」と感心しました。記憶というのは、関心の深さ・強さによるものなのです。

では、記憶力を妨げるものとは何でしょうか。

それは、「忘れちゃいけない」「覚えなくちゃいけない」という緊張なのかもしれませんね。「いけない」「いけない」ということばかりが意識にのぼってしまい、肝心の覚えなければいけないことが、ぜんぜん頭の中に入らない——そんな経験、ありませんか？

もし、あるのでしたら、こう考えてください。「覚えたことは忘れてもいい」のだと。

覚える力が記憶力ではないのです。思い出す能力が記憶力なのです。

本当に大切なのは、必要な時に必要なことを思い出すこと——それができれば、自信がついてきます。

記憶力を高める方法は、いたってシンプルです。

1 まず、テーマを決めます。動物や植物、映画、音楽、テレビ番組など、自分が自然に興味を持てるものであれば、何でもかまいません。

2 決めたテーマが動物であれば動物の名前を、テレビ番組であれば番組の名前を、夜、寝る前に思い浮かべます。20ほど思い浮かべたら、そのまま眠ります。

3 朝、目が覚めたら、また決めたテーマに関わる名前を20ほど思い浮かべてください。この時、前の晩と違った名前が出てきてもかまいません。

前の晩より短い時間で20ほど思い浮かべられるようになったら、その日で訓練を

やめます。

この訓練は1年に1回くらい、3日から1週間続けてやるのが効果的です。記憶力をつけるということは思い出す能力を高めること。そして何より、世の中の事柄に興味を持つことができるようになることです。興味を持てば、必ず覚えられる——キーワードは「恋人のことはけっして忘れない」です。

それでも、人間、いろいろと生きていますと、興味が持てなくても、どうしても覚えておかなければいけないということが山ほど出てきますよね。

そんな時のために、能力開発とはちょっと違うのですが、頭を冴えさせるテクニックがあるのでお教えしておきましょう。

ただし、ひとつだけ、注意しておいてください。

このテクニックは右と左の鼻の穴を使いますが、左右の順番を間違えると、逆効果となり、「冴えた頭脳」の反対の結果を招いてしまいます。やってみる際は、くれぐれも心してかかってくださいね。

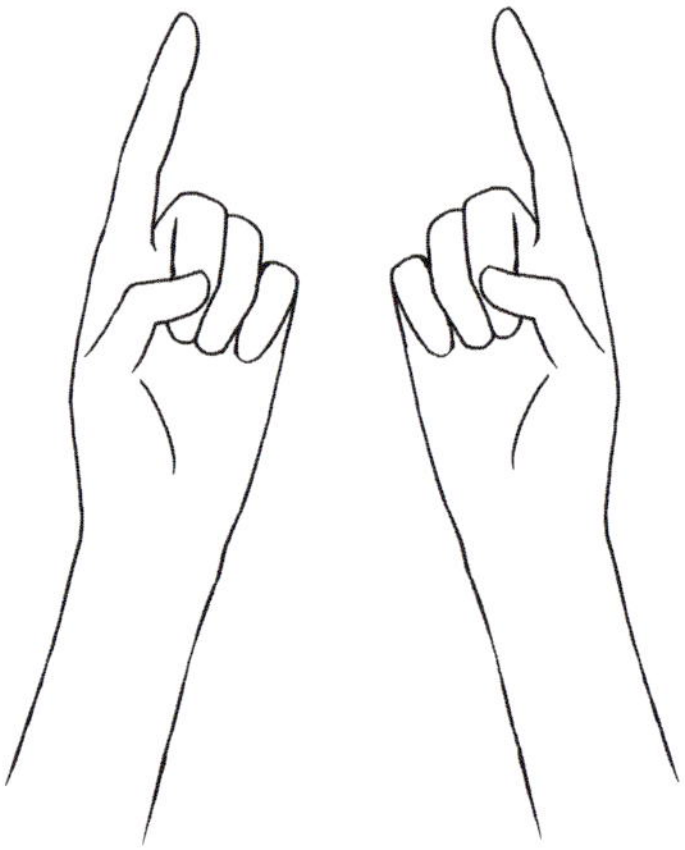

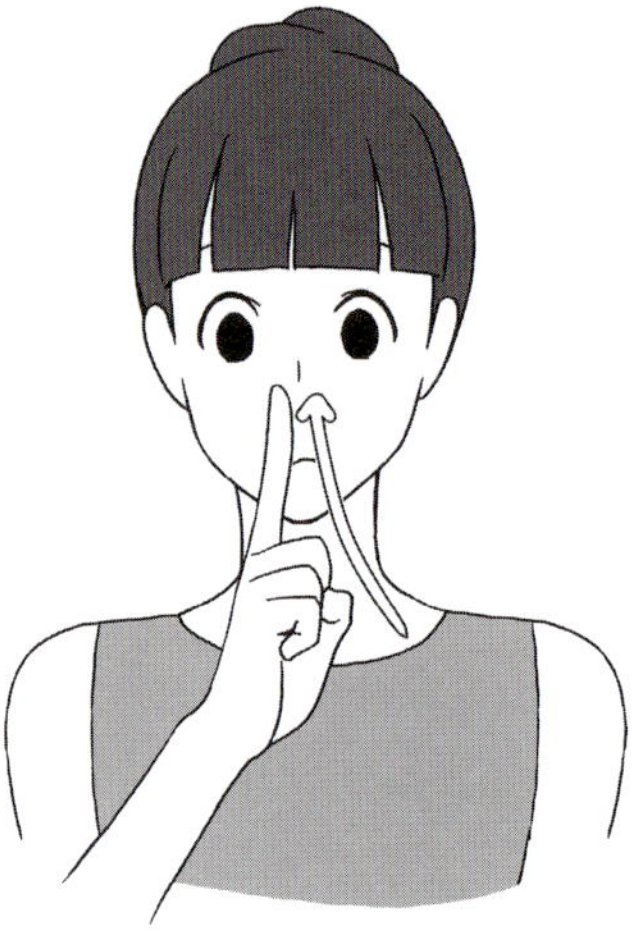

1

両手の人さし指を立てて、残りの指は握ります。

2

右の人さし指で右の鼻翼（鼻の穴の横のふくらみ）をおさえ、鼻の穴をふさいで、空気が通らないようにします。そして、左の鼻の穴から大きく息を吸います。

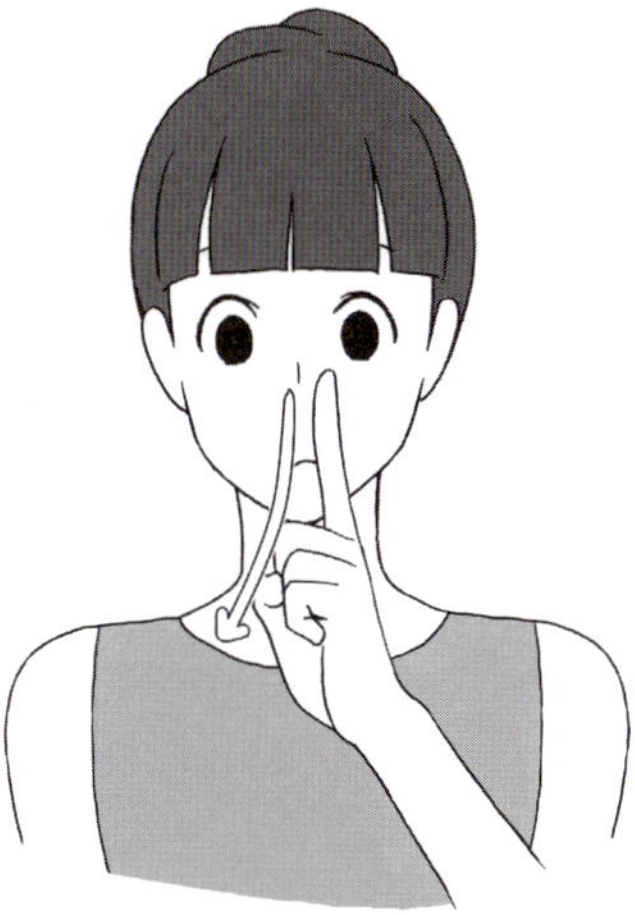

3
吸い終わったら、今度は逆に左の人さし指で左の鼻翼をおさえて、右の鼻からゆっくり息を吐きます。

4
左の鼻の穴で吸う、右の鼻の穴で吐く、を1セットとして、11セット、くり返します（①で、両手の人さし指を立てた時、目の前に指が「11」という字の形になりますよね。それで11セットと覚えてくださいね）。これを1日1回、最低1週間は続けてください。

この方法で、覚えなくてはいけないものに目を通すと、必要な時に思い出すことができた、と言って喜んでくださる方がたくさんいらっしゃいます。ぜひとも試してみてくださいね。

恐怖心の除去

人の能力の発揮を妨げる一番の「敵」は何でしょう？

それは「恐怖心」です。

「恐怖」といっても、ホラー映画で感じるような「恐怖」のことではありません。「失敗したらどうしよう」「ダメだったらどうしよう」「嫌われたらどうしよう」「馬鹿にされたらどうしよう」といった、数かぎりなく湧いてくる「恐怖心」――これこそが、体を緊張させたり、あがらせたり、ひどい時には、震えを引き起こしたりするのです。そんな状態では、日頃から持っている能力を十分に発揮することなど、できないのがあたりまえですよね。

「本当はもっとちゃんとやれるのに」――そう思っている方がいましたら、ぜひとも次の方法を試してみてください。恐怖に打ち勝つ体になっていきます。

「夜、暗い道を歩けない」「トイレに夜、一人で行けない」などという方や、子供にも効きますので、そういった方にもおすすめです。

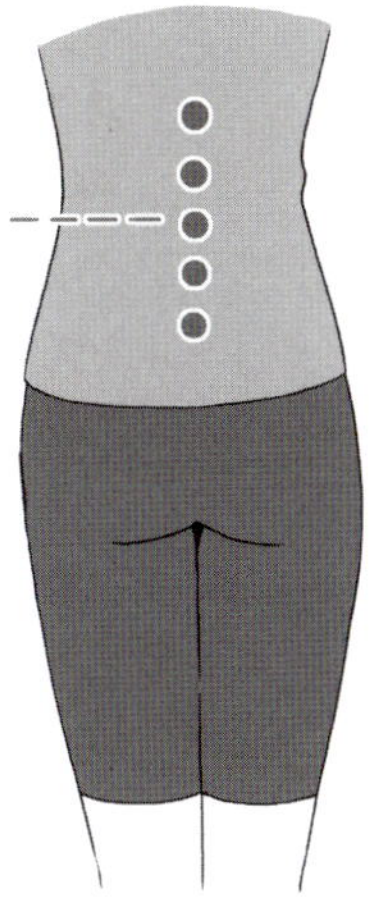

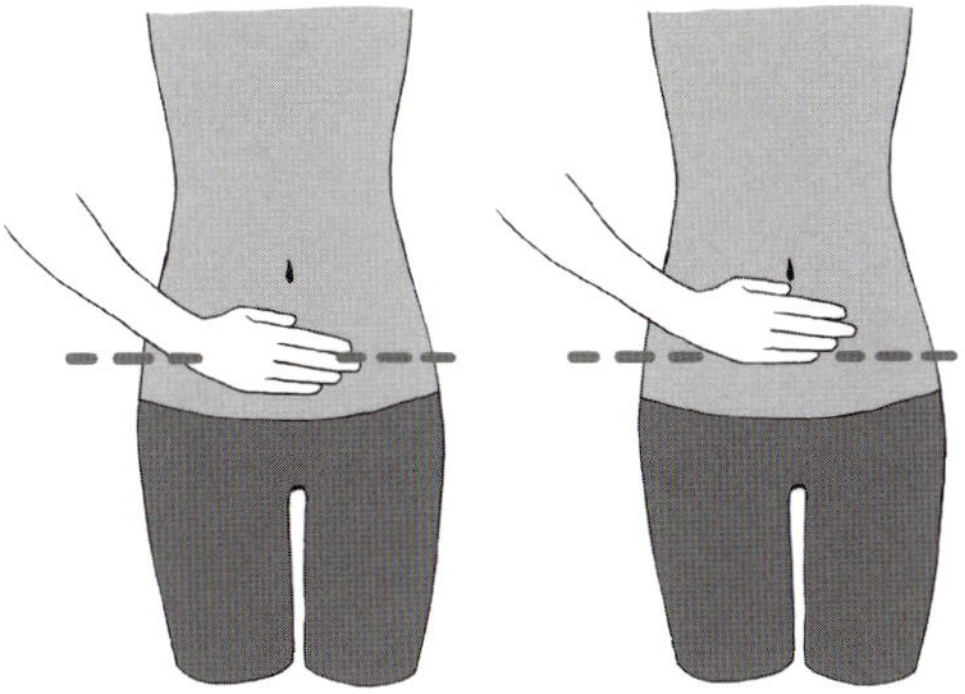

1

まず、左右の腰の一番細くなっているところをつないだ線と背骨がぶつかったところ（よくわからない方は、おへその真裏でもいいです）を見つけてください。

2

次におへその真下に、もう片方の手のひらを置いてください。人さし指、中指、薬指、小指を横に並べて、小指があたるあたりを見つけてください。

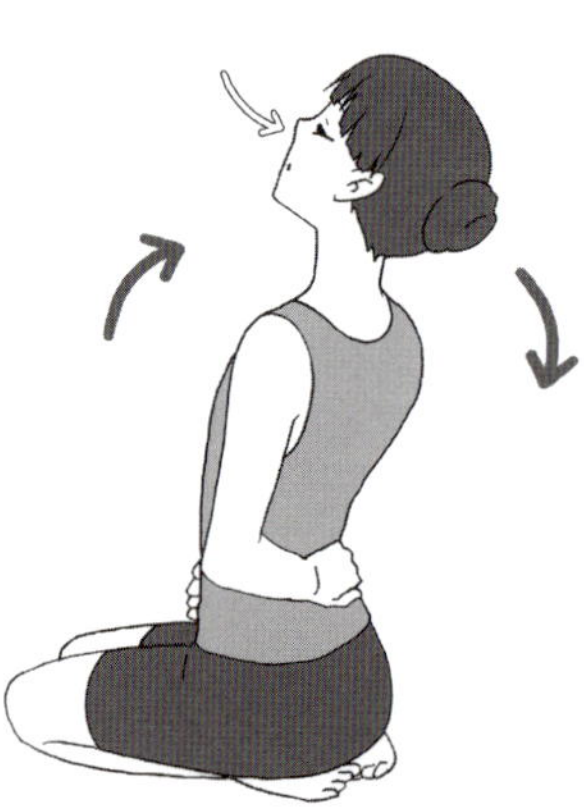

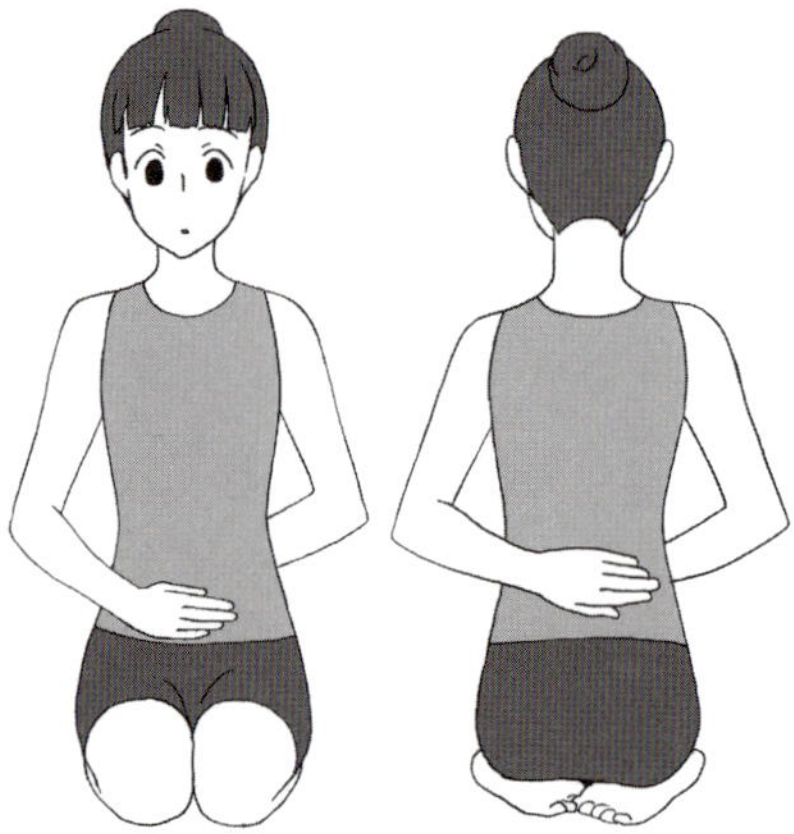

3

①②で見つけたところに、それぞれ手のひらをあててください。左右どちらの手が①②のどちらにきてもかまいません。

4

息をゆっくり吸いながら、背中の手をあてている場所に力が集まるように、少し体をうしろにそらします。

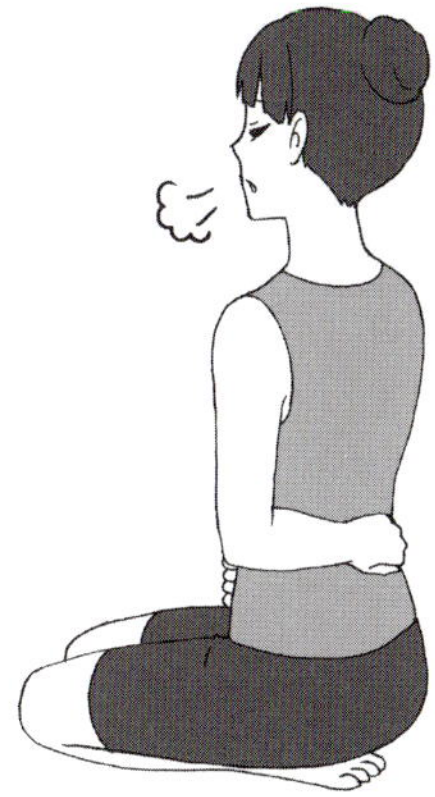

5 吸い終わったら、ちょっと息を止め、ゆっくり体を元にもどしながら息を吐きます。

これを1日に10回ぐらい、やってください。

日頃からくり返しやっていると、何だか自信が湧いてくるようになり、何事も心を楽にして迎えられるようになります。

恐怖心を消して、自分の持てる能力をフルに発揮してくださいね。

もの忘れ

みなさん、もの忘れをするのはお年寄りだけ、なんて思っていませんか。もし、そうでしたら、大間違い！　もの忘れは、誰でもするものです。

もの忘れといっても、思い出さなければいけないことが、頭の中から完全に消えてしまっているわけではありません。思い出さなければいけないこと、いったん覚えたことは、そう簡単に頭の中から消えたりなんかしません。

人間の頭の中には膨大な数の情報があります。そして、人間は、必要な時に、その中から必要なものを選びます。けれども、その時、一時的に、必要な情報を選べない時があります。つまり、忘れているわけではなくて、情報を選ぶ力が、少しのあいだ、滞《とどこお》ってしまうのが「もの忘れ」なのです。

ですので、少しばかり、そのシステムが鈍ったというだけで、すぐに「わたしは認知症ではないのか」と不安になるのは間違いです。

人の名前が出てこない、置き場所を忘れる――その原因は、実は、首にあります。首が硬くなると、情報を選ぶシステムが鈍ってしまうのです。

ですので、首がやわらかくなれば、「もの忘れ」がなくなることが、よくあるのです。

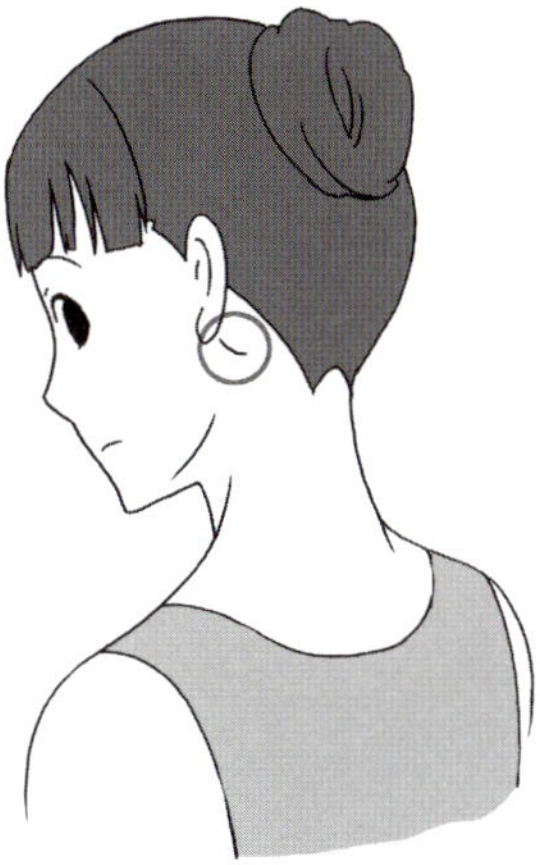

1

左の耳の付け根で、耳たぶのうしろのあたりをさわってみてください。下に向かって先がとがっている骨がありますので、指で探します。

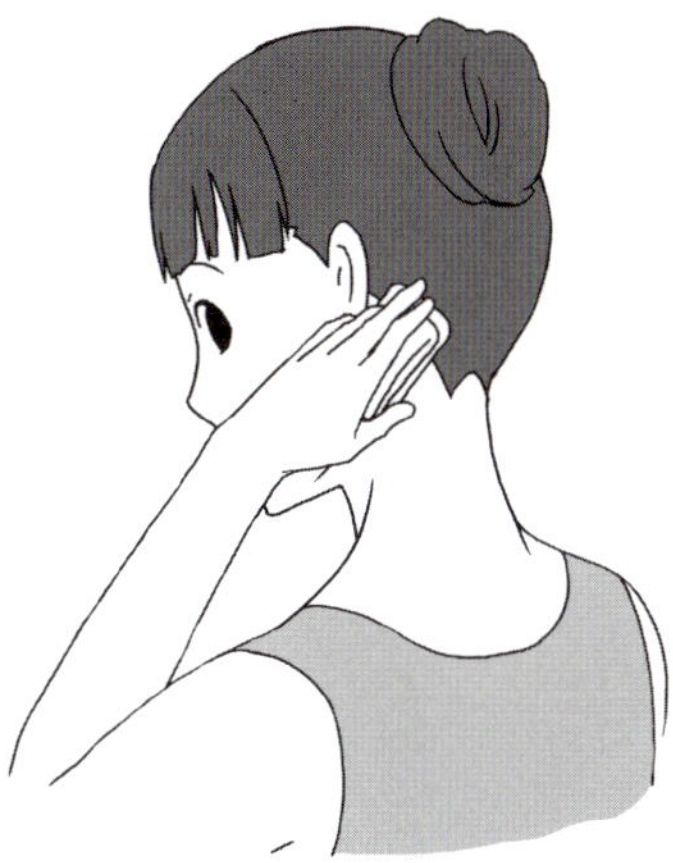

2

その骨から首のほうへ少し下がったあたりまで熱いお湯でつくった蒸しタオルをあてます。

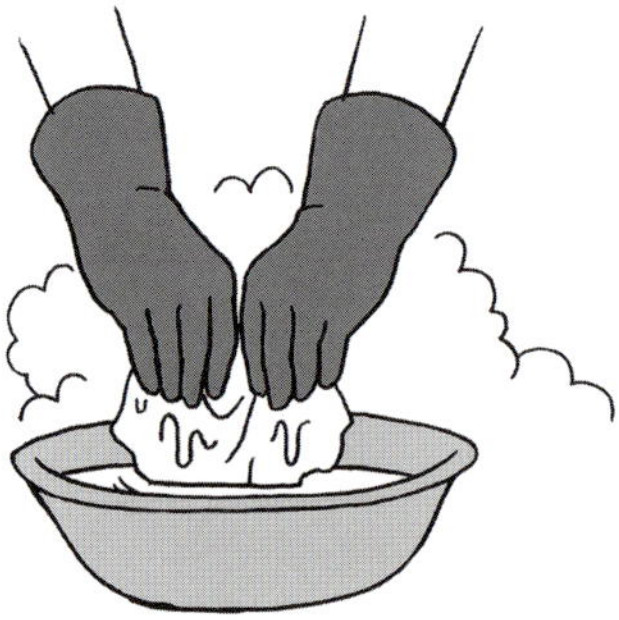

3

タオルが冷めたら、また蒸しタオルをつくり、同じところを温めます。3回ほど温めてください。

※タオルは必ず熱いお湯で温めてください。レンジで熱くしたタオルは、単に熱いだけで効果が期待できません。

※タオルをしぼる時は、やけどをしないように必ずゴム手袋を使ってください。

※蒸しタオルを手でおさえる時は、やけどをしないように、上から、もう1枚、乾いたタオルなどをかけて、カバーをしてください。

この方法を毎日、朝晩の2回、続けていると、頭がハッキリしてきたという方が、かなりの数、いらっしゃいます。ぜひとも試してみてくださいね。

世にも不思議な体の物語　その5

「わたしゃ、娘より長生きしそうだよ」
鯨井戸のおばあちゃんの、よみがえった青春

体には、自分の調子の悪いところを自分で整えようとする力がありますが、この力は本当にすごいもので、認知症も治すことがあります。

この話の主人公は、通称「鯨《くじら》井戸《いど》のおばあちゃん」。鯨井さんという方の家の庭に560年来の、室町時代から続く古井戸があって、その井戸の持ち主のおばあさんなので、「鯨井戸のおばあちゃん」と呼ばれているのです。

このおばあちゃんは、72歳の時、あることが原因で倒れてしまい、ヒザが立たなくなって歩行困難に。以来、子供のようにハイハイしながら徘徊し、夫の顔も娘の顔もわからなくなってしまうほどに認知症が進んでいきました。

多くの方は、いったんそうなったら元にはもどらないと思っていることでしょう。

けれども、けっしてそんなことはありません。

わたしはご家族の方に、「だいじょうぶ。必ず元にもどりますよ」と言いました。慰めや気休めで言ったのではありません。

実は、ヒントはヒトの進化にあったのです。ヒトは昔、四足歩行でしたが、徐々に腰の位置があがって、二足歩行となり、それとともに脳が発達してきました。つまり、おばあちゃんを「二足歩行」にもどしてあげればいいと考えたのです。

そうするためには、まずヒザを伸ばし、腰を元にもどすこと。ヒザと腰が伸びれば、自然と後頭部は上がり、あごも引けてきます。そして二足歩行の体形になっていけば、きっとおばあちゃんが帰ってくる――わたしはそう信じて、体を整えました。

それと、もうひとつ大事なところ――それは首です。「もの忘れ」は首の硬さから起きます。ですので、ご家族の方には、毎日朝晩、後頭部を蒸しタオルで温めるよう、指導しました。

すると、どうでしょう。数カ月後、おばあちゃんが「お風呂がわいてないぞ」と突然、怒鳴ったのです。その一声で、家族はおばあちゃんが正気にもどったのだと確信し、快哉《かいさい》をあげました。

それからというもの、おばあちゃんは立って歩けるようになり、家事や掃除はもちろんのこと、なんと、ゲートボールの審判までやってのけたとのこと。

「わたしゃ、娘より長生きしそうだよ」というのが口癖になったおばあちゃんは、三人の孫の結婚式にも元気に出席して、88歳8カ月まで、残りの人生を元気にたのしく暮らしました。

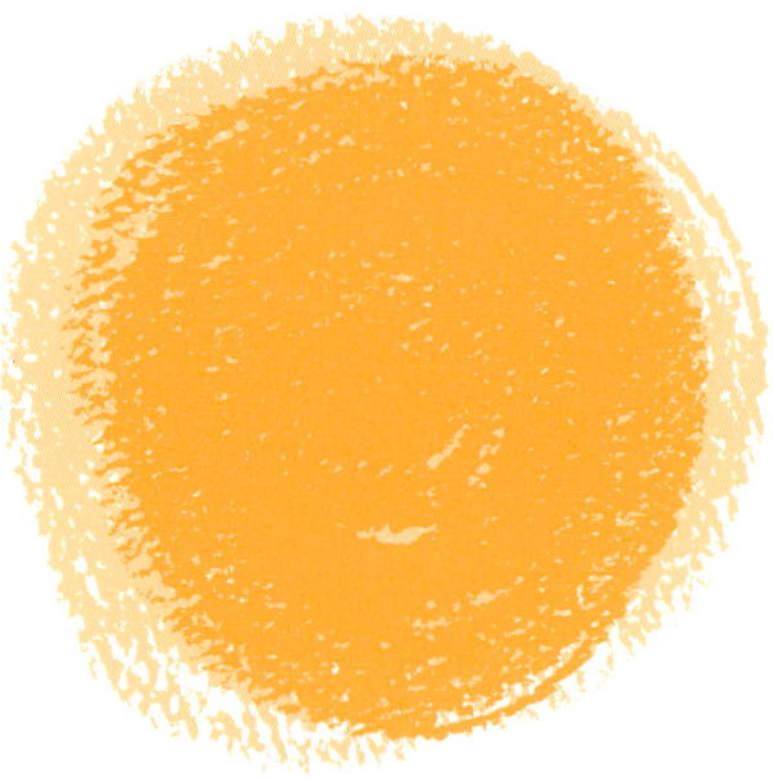

あとがき

この本は、わたしが、師匠・上田唐山先生から学び、実践してきた野口晴哉先生の整体術と、そしてそれを行ううえで欠かすことのできない「心」のあり様をまとめたものです。

この本で、わたしがみなさんに伝えたかったことが二つあります。

ひとつは、自分の体は自分で治すことができるということです。

この本を手にとってくださった方々が、さまざまな痛みや苦しみに対して、「愉」の心を持って、この本に書いてあることを実践し、自分の体をいたわっていただければ光栄です。

もうひとつは、まわりの人の痛みに手をあててあげる「手あて」の心です。

唐山先生は「手あて」の心を持った方で、街で具合の悪い人を見かけると、迷わずに手をあてていたものでした。

また野口先生も、そういった心をお持ちの方でした。先生が整体指導をお始めになられたきっかけは、関東大震災の際、上野の山での避難生活の時に、となりにいたおばさまの腹痛を見かねて、手をあててあげたことだというお話をうかがったことがあります。

やさしく、いたわる気持ちで、その人の痛みに手をあてる——「手あて」には本当にすばらしい力があります。もし、子供がおなかが痛いと苦しんでいたら、お母さんが、声をかけながらやさしく手をあてて、痛みを和らげてあげる。そして、お母さんの手のぬくもりに触れ、そこにこめられたいたわりの心を感じることで、お母さんへの感謝と信頼の気持ちが子供の中に芽生えます。

お母さんと子供だけではありません。友達どうしや、夫婦や兄弟など、人と人のあいだに「手あて」があれば、苦しみや痛みが和らぎ、感謝と信頼が生まれていく……。そんな「手あて」の輪が、この本を読んでいただいた方たちから広がることを、わたしは願ってやみません。


さて、この本は、少しでもみなさんのお役に立てば、という想いで、一生懸命書いたものですが、正直なところ、結構な難産でありました。

これまで、わたしは自分の指導室で多くの方々の体を見て、さまざまな対処法を直接お教えしてきたのですが、いざ、それを文字で伝えようとすると、これがなかなかむずかしい。実際に目の前でやってみせるのは簡単な対処法であっても、細かい体の動きや、微妙な体の場所は、なかなか文字では伝えにくいのです。ですので、原稿を書いているあいだ、「どうすれば、この動きは伝えられるかしら」とか「こう書けば、この位置がわかるかしら」と、ずっと思い悩み続けていました。

けれども、多くの方々の助けと支えをいただくことで難産を乗り切り、ようやく上梓《じょうし》に至った次第です。

この本が生まれるきっかけをつくってくれたパルコ出版の藤本真佐夫さん、的確な助言をくださった柳原一太さん、そして、原稿が一冊の本になるうえで、いろいろと面倒を見ていただいた堀江由美さんにお礼申し上げます。

また、この本の難産に直接立ちあってくれた編集者の高橋賢さん、文字で表現するのがむずかしいところを、わかりやすいイラストで示してくれたフルルさん、温かなぬくもりにあふれるようなデザインをこの本に施してくれた中島健作さんにも感謝します。

そして、最後に、この本の完成をずっと応援してくださり、すばらしい推薦文を寄せてくださった美輪明宏さんに、心よりお礼申し上げたいと思います。


この本に出会ったことで、みなさんが、これまでより、少しでも健康で、はればれとした毎日が送れますように。

二〇一五年十一月十六日

うえだまゆみ

本書専用のホームページのごあんない

「まゆみ先生の救急箱」

http://www.まゆみ先生.com

本書に関する質問、ご相談等は以下までご連絡ください。

mayumisensei@icloud.com

〈Staff〉
イラスト：フルル
ブックデザイン：中島健作（ブランシック）
編集：高橋 賢

まゆみ先生の
体にやさしい整体術

発 行 日　2015年12月27日　第1刷
　　　　　2021年 8 月12日　第2刷
著　　者　うえだまゆみ
発 行 人　川瀬賢二
編　　集　柳原一太・藤本真佐夫・堀江由美
発 行 所　株式会社パルコ
　　　　　エンタテインメント事業部
　　　　　東京都渋谷区宇田川町 15-1
　　　　　電話 03-3477-5755
　　　　　http://www.parco-publishing.jp/

印刷・製本　株式会社　加藤文明社

ISBN978-4-86506-155-0 C2077
Printed in Japan

〒150-0045 東京都渋谷区神泉町 8-16 渋谷ファーストプレイス
パルコ出版　編集部

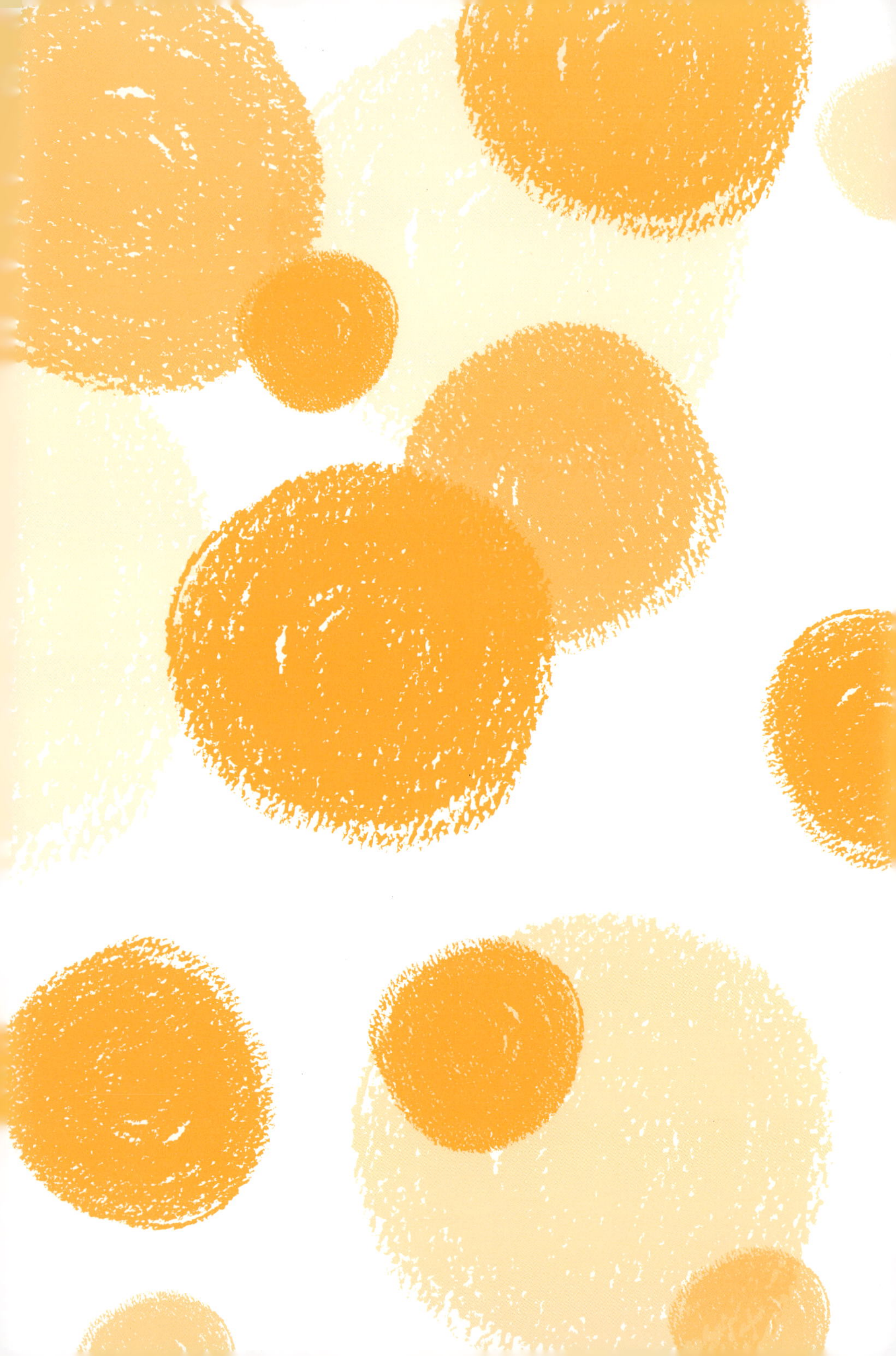